Schriften der Katholischen Akademie in Bayern
Herausgegeben von Franz Henrich
Band 128

LEBEN ALS LABOR-MATERIAL?

Zur Problematik
der Embryonenforschung

Herausgegeben von
Hans-Bernhard Wuermeling

Mit Beiträgen von
Antonellus Elsässer, Rolf Keller,
Dieter Krebs,
Liselotte Mettler und Hans-Bernhard
Wuermeling

Im Anhang: Richtlinien
und ethische Orientierungen

Patmos Verlag
Düsseldorf

CIP-Titelaufnahme der Deutschen Bibliothek

Leben als Labormaterial?:
Zur Problematik d. Embryonenforschung; im Anh.: Richtlinien
u. eth. Orientierungen/hrsg. von Hans-Bernhard Wuermeling.
Mit Beitr. von Antonellus Elsässer ...
1. Aufl. – Düsseldorf: Patmos Verl., 1988
(Schriften der Katholischen Akademie in Bayern; Bd. 128)
ISBN 3-491-77708-9
NE: Wuermeling, Hans-Bernhard [Hrsg.]; Elsässer, Antonellus [Mitverf.];
Katholische Akademie in Bayern <München>:
Schriften der Katholischen ...

1. Auflage 1988
Umschlaggestaltung: Thomas Brink, Viersen
Gesamtherstellung: Bercker Graphischer Betrieb GmbH, Kevelaer
ISBN 3-491-77708-9

Inhalt

Vorwort

Die Antwort auf die Frage, wie ein neuer Mensch entsteht, ist biologisch noch gar nicht so lange beantwortet. Menschliche Samenzellen sind erst seit Leeuwenhoeks Erfindung des Mikroskops bekannt. Die weibliche Eizelle und damit die faßbare Realität eines weiblichen Zeugungsbeitrages ist erst seit der Entdeckung von Baer 1824 bekannt. Vor etwa 100 Jahren gelangen erste Befruchtungen von Säugetiereizellen im Glase. Versuche, menschliche Eizellen mit menschlichen Spermien zu befruchten, begannen mit dem Zweiten Weltkrieg. Zu unseren Lebzeiten resultierten sie erstmals in der Geburt eines extrakorporal erzeugten Kindes.

Damit wurden die ersten Stadien des Menschen, deren Entstehung und Entwicklung sich bisher im Verborgenen vollzogen, menschlicher Beobachtung und menschlichem Zugriff zugänglich. Damit eröffnen sich bisher ungeahnte Möglichkeiten; es stellen sich aber auch bisher ungeahnte Probleme.

Die Katholische Akademie in Bayern hat am 12./13. März 1988 in Würzburg eine Tagung unter dem Thema „Menschliche Embryonen als Labormaterial" veranstaltet. Sie ließ die bisherige Entwicklung der extrakorporalen Befruchtung mit ihren Chancen und Möglichkeiten darstellen und griff in die Diskussion der ethischen und rechtlichen Fragestellungen ein.

Der vorliegende Band vereinigt die bei der Tagung gehaltenen Referate mit einer Dokumentation wichtiger ethischer und rechtlicher Stellungnahmen.

H.-B. Wuermeling

Dieter Krebs

Möglichkeiten und Perspektiven der Forschung an Embryonen

Forschung kann einerseits völlig wertfrei versuchen, Erkenntnisse zu sammeln. Forschung kann aber auch sehr zielgerichtet auf einen Nutzen hinarbeiten. Der medizinischen Forschung wird nun häufig unterstellt, daß gerade sie eine Nutzungsforschung sei und daß unter dem Schlagwort „Der Zweck heiligt die Mittel" die medizinische Forschung alles Machbare macht, so daß sie unter der Legitimation des Heilens und des Helfens eben diesen Nutzen im Vordergrund sieht.

Aber ich möchte daran erinnern, daß einer der wesentlichsten Grundsätze der Ärzte das „nil nocere" ist, also das „Nichtschaden". Ein Prinzip ärztlichen Handelns ist es, daß zunächst einmal immer versucht werden muß, einen Schaden zu vermeiden, bevor an einen Nutzen gedacht werden kann.

Wenn ich hier ein aktuelles Beispiel nennen darf: Wir alle wissen, daß die Transplantationsmedizin für den Empfänger von Organen sicherlich heute eine große Bedeutung hat und zahlreichen einzelnen Personen etwas Gutes tut. Auf der anderen Seite müssen wir vor so einer Transplantation daran denken, ob nicht auch ein Schaden entstehen kann, und dieser Schaden könnte den Spender betreffen. Sie alle wissen, daß man sehr strenge Richtlinien erlassen hat, um einen solchen Schaden zu vermeiden und nur dann eine solche Transplantation und eine Entnahme von Organen zuzulassen, wenn dieses Prinzip sichergestellt ist.

Wenn wir heute über Möglichkeiten und Perspektiven der Embryonenforschung sprechen, dann gilt dieses gleiche Prinzip auch hier: Zunächst einmal kommt es darauf an, keinen Schaden anzurichten.

Bevor ich nun zum eigentlichen Thema komme, möchte ich eine Vorbemerkung machen: Alles das, worüber ich hier spreche, sind Ergebnisse und Erkenntnisse, die sich aus tierexperimentiellen Untersuchungen herleiten. Es gibt nur sehr wenige Untersuchungen, die mit menschlichen Embryonen angestellt worden sind. Wenn manchmal in der Presse der Eindruck entsteht, daß eine derartige Forschung in einem großen Umfang betrieben wird, so kann ich aus Kenntnis vieler Kollegen und auch aus Kenntnis der Publikationen sagen, daß dies sicherlich nicht der Fall ist.

Als ich die Aufforderung zu diesem Referat erhielt, habe ich mich an das Institut für Medizinische Dokumentation und Information gewandt und habe eine breitgefächerte Suchfrage nach Publikationen gestellt, die sich auf Veröffentlichungen auf dem Gebiet der Forschung mit menschlichen Embryonen bezog. Ich habe daraufhin 73 Literaturhinweise aus den letzten 10 Jahren bekommen. Bei der Durchsicht mußte ich feststellen, daß von diesen eigentlich nur fünf wirklich eine Forschung an und mit menschlichen Embryonen betroffen haben, die mit einem Verbrauch einhergegangen war. Es sind fünf Arbeiten, die aus ganz unterschiedlichen Ländern kommen, aus Rußland, Japan, England und Frankreich, also sehr verstreut. Bemerkenswert fand ich, daß alle diese Arbeiten aus den Jahren 83/84 und nicht aus den Jahren 86 und 87 stammten.

Wenn wir die Möglichkeiten der Embryonenforschung betrachten, so erscheint es mir wichtig, daß zunächst eine gewisse Unterteilung vorgenommen wird, wenn wir zu einer Bewertung kommen wollen. Allzuoft werden Schlagworte wie Gentechnologie, Leihmutterschaft, In-vitro-Fertilisation, Chimärenbildung, Klonen in die Debatte geworfen. Aus diesem Grunde würde ich sagen, man sollte versuchen, zunächst einmal zu unterteilen. Ich möchte ganz grob in vier Gruppen unterteilen:

Es gibt zunächst einmal Eingriffe, die sich mit der Diagnostik des Zustandes eines Embryos befassen, ohne daß dabei dieser Embryo absterben soll; oder aber auch Untersuchungen, die eigentlich einen geschädigten Embryo heilen wollen, also Untersuchungen, die das Fortbestehen des Embryos im Prinzip zum Ziele haben.

Es gibt zweitens Untersuchungen, die das Überleben des Embryos zu verbessern suchen. Hier wird es um die Erfolgsaussichten der In-vitro-Fertilisation gehen, auf die Frau Professor Mettler nachher ja noch eingeht.

Es gibt drittens Untersuchungen, die den einzelnen Embryo verändern, ihn aber nicht verbrauchen sollen. Das beträfe die Einfügung von fremdem Erbgut oder aber Chimärenbildung oder Klonen.

Und schließlich gibt es viertens Untersuchungen, die zwangsläufig mit dem Verlust des Embryos einhergehen. Das käme z. B. dann in Frage, wenn Stammzellen oder embryonale Zellen in der Medizin zur Therapie verwandt werden sollen.

Nun kommen wir zu Punkt eins: Eingriffe, mit denen wir versuchen wollen, den Zustand des Embryos zu diagnostizieren, ohne ihm einen Schaden zuzufügen, oder aber mit denen wir versuchen, einen geschädigten Embryo selbst zu heilen.

Bei einer Reihe von Erbkrankheiten, das wissen Sie alle, werden Krankheitsinformationen in einem unterschiedlich hohen Prozentsatz an die Embryonen weitergegeben. Oder aber die Information der Krankheit findet sich beispielsweise nur bei den männlichen oder den weiblichen Embryonen. Man hat nun so argumentiert: Wenn man diese Erkrankung frühzeitig erkennen würde, dann wäre es möglich, in solchen Fällen von Erbleiden der Frau zu einem gesunden Kind zu verhelfen.

Wie können wir uns das vorstellen? Wir wissen aus tierexperimentellen Untersuchungen, daß es möglich ist, aus einem sich entwickelnden Embryo Zellmaterial zu entnehmen. Dieses Zellmaterial könnte einer Untersuchung zugeführt werden. In der Zwischenzeit würde dieser Embryo eingefroren. Wenn man feststellt, daß dieser Embryo chromosomal gesund ist, würde man ihn auftauen und in die Gebärmutter der Mutter zurücksetzen. Dieses wäre praktisch eine Vorverlegung der pränatalen Diagnostik, die Sie alle kennen. Sie wissen, daß man heute Fruchtwasseruntersuchungen in der 17. Schwangerschaftswoche macht oder eine Gewinnung von fetalem Zottengewebe in der 9. Schwangerschaftswoche, um derartige Schäden festzustellen. Wenn man eine pränatale Diagnostik überhaupt bejaht – das steht hier nicht zur Diskussion –, dann hätte man schwerlich Argumente, etwas gegen eine solche Diagnostik zu sagen, die nun vor der Einnistung geschieht und die dementsprechend auch das Leid für die Patientin hinterher, unter Umständen einen Schwangerschaftsabbruch durchführen zu müssen, ersparen würde.

Aber wenn wir uns das einmal in der Realität ansehen, so gibt es doch eine ganze Reihe Bedenken, die uns zeigen, daß diese Methode, zumindest zur Zeit, sicherlich keine großen Aussichten hat. Man muß einmal bedenken, daß, wenn Eizellen außerhalb des Körpers befruchtet werden, ungefähr eine Befruchtungsrate von 80% erreicht wird; von diesen 80% sind 10% mehrfach befruchtet, d.h., es sind mehrere Samenfäden eingedrungen, und diese Eizellen können sich später nicht weiterentwickeln. Bei der Entnahme von Zellmaterial geht dieses auch nicht ohne Schaden für den Embryo ab, denn aus tierexperimentellen Untersuchungen wissen wir, daß zum Teil Verlustraten von bis zu 50% angegeben werden. Auch der Vorgang des Einfrierens und Auftauens geht nicht für alle Embryonen gut aus; wir rechnen damit, daß höchstens 60% der eingefrorenen Embryonen vital bleiben. Und wenn Sie nun noch hinzunehmen, daß wir bei der heutigen Technik der In-vitro-Befruchtung nur eine Schwangerschaftsrate von etwa 20% bis maximal 25% haben, dann können Sie sich ausrechnen, daß, wenn man 100 Eizellen oder Embryonen einer solchen Diagnostik zuführen wollte – bei einer Patientin mit einem solchen Erbleiden –, maximal vielleicht drei intakte Schwangerschaften übrigbleiben würden. Das heißt, man müßte eine solche Vielzahl von Eizellen haben, die man in einem Behandlungszyklus gar nicht haben kann, um überhaupt einen Erfolg zu sehen. Es mag sein, daß es hier einmal Verbesserungen gibt, doch zur Zeit dürfen wir davon ausgehen, daß diese Methode in absehbarer Zeit nicht angewandt werden kann.

Wie sieht es aus mit der Möglichkeit, einen geschädigten Embryo unter Umständen zu behandeln? Auch hierfür sind die Ansätze reine Denkmodelle und mehr oder weniger spekulativ, da gesicherte Erkenntnisse darüber nicht vorliegen. Aber ich möchte Ihnen zumindestens drei solcher Denkmodelle einmal vorstellen und gleich darauf hinweisen, welche Schwierigkeiten bestehen würden, wenn man diese verwirklichen wollte.

Zunächst einmal kommt es bei einem Teil der Befruchtungen, sowohl im Mutterleib wie auch im Reagenzglas, zu Mehrfachbefruchtungen, wie ich das schon erwähnt habe. Normalerweise wird nach dem Eindringen eines Samenfadens in eine Eizelle aus dessen Kopf ein zweiter Kern gebildet. Wir haben dann eine Eizelle mit zwei Vorkernen. Wenn nun aber in eine Eizelle gleich zwei Samenfäden hineindringen oder gar drei, dann bilden sich dementsprechend auch drei oder vier Vorkerne. Wir wissen, daß eine solche Eizelle und der sich daraus entwickelnde Embryo keine Überlebenschance hat. Er kann sich unterschiedlich lang noch, über Tage oder vielleicht Wochen, entwickeln, wird dann aber in jedem Fall absterben, so daß es natürlich schon Überlegungen geben könnte, jetzt einen solchen Zellkern, wie das im Tierversuch aus anderen Gründen gemacht worden ist, zu entfernen. Aber auch hier gibt es gleich Einwände: Eine Eizelle, die mehrfach befruchtet ist, weist damit schon darauf hin, daß sie in ihrem Reifegrad gestört ist. Schon allein die Tatsache, daß mehrere Samenfäden eindringen, ist ein Zeichen, daß sie nicht intakt ist, und es stände zu befürchten, wenn man ein solches Vorgehen wählte – was bisher noch gar nicht untersucht worden ist –, daß dann die Überlebenschancen dieser Eizelle nicht gut wären.

Nun eine zweite Möglichkeit oder ein zweites Denkmodell: Es ist einmal überlegt worden, ob man denn nicht bei überzähligen Chromosomen vielleicht dieses überzählige Chromosom entfernen könnte. Es sind solche Spekulationen angestellt worden im Hinblick auf Trisomien, wenn von einem Chromosom statt zwei Chromosomen drei vorhanden wären. Auch hier stellt sich relativ schnell heraus, daß dieses unmöglich sein wird, denn solche Trisomien entstehen nicht erwartet. Man kann nicht sagen: Diese Frau wird jetzt eine Trisomie bekommen; und aus dem Grunde würden wir diese Eizelle aus dem Körper entnehmen. Es ist ein unerwartetes Ereignis, das wir nicht erfassen können. Zum anderen ist es so, daß die Teilung der Zelle in dieser kurzen Zeit, in der die Chromosomen sichtbar werden, in einem dynamischen Prozeß abläuft, so daß man auch wahrscheinlich nicht die Möglichkeit hätte, überhaupt ein Chromosom zu entfernen. Dazu würde der Humangenetiker aber wahrscheinlich mehr sagen können. Jedenfalls ist diese Möglichkeit wohl nicht gegeben.

Drittens bestände natürlich die Möglichkeit, wenn eine Erkrankung dadurch ausgelöst ist, daß ein spezielles Gen fehlt, dieses Gen in diese Eizelle hineinzubringen. Nun, Sie alle wissen, daß es heute möglich ist, einzelne Gene darzustellen, und daß einzelne Gene auch in Zellen hineingebracht werden können; und es ist sicherlich auch so, daß auch in Säugetier-Keimbahnenzellen bereits einzelne Gene hineingebracht worden sind. Aber die Wahrscheinlichkeit, daß man ein Gen mit Sicherheit in die Zelle nicht nur hineinbringt, sondern daß dieses Gen auch tätig wird und daß es auch noch an der richtigen Stelle des Erbapparates eingebaut wird, ist heute sicherlich noch außerordentlich gering. Wenn man einige Statistiken liest, dann ist heute die Möglichkeit, ein Gen in eine Säugetiereizelle einzuschleusen, sicherlich um 10% anzusetzen; und auch dann ist noch nicht gesagt, daß es wirklich richtig lokalisiert ist. So daß wir, glaube ich, abschließend zu diesem ersten Komplex sagen können – und sagen müssen –, daß die Möglichkeit der Zustandsdiagnostik, insbesondere aber auch die Möglichkeit, Embryonen zu behandeln, heute mit größter Skepsis angesehen werden muß.

Nun kommen wir zu Punkt zwei: Untersuchungen, die das Überleben der Embryonen verbessern sollen.

Sie wissen, daß wir heute bei der extra-korporalen Befruchtung zur Behandlung der Kinderlosigkeit Schwangerschaftsraten haben, die um 20%, vielleicht maximal 25% liegen. Und es wäre natürlich schon wünschenswert, wenn man diese Schwangerschaftsrate auf die natürliche Schwangerschaftsrate von etwa 30–40% steigern könnte, so daß Untersuchungen um die Kultivierungsbedingungen von Embryonen im Rahmen einer Sterilitätsbehandlung sicherlich wünschenswert wären. Hier würde sich also die Frage nach dem Nutzen relativ einfach stellen.

Auf der anderen Seite erhebt sich natürlich gleich die Frage: Warum müssen wir überhaupt das Leben eines Embryos und seine Überlebenschancen verbessern? Wir müssen es ja eigentlich nur deshalb, weil wir ihn vorher außerhalb des Körpers befruchtet haben oder erzeugt haben. Und damit stellt sich natürlich die Frage nach der Berechtigung einer solchen Sterilitätsbehandlung an sich. Überraschenderweise ist diese Frage nie gestellt worden in früheren Zeiten, als man schon sehr intensive Methoden zur Behandlung der Kinderlosigkeit angewandt hat. Erst als die extra-korporale Befruchtung zum Tragen kam, wurden plötzlich Stimmen laut, die davon sprachen, daß die Behandlung von Kinderlosigkeit vielleicht gar nicht so nötig sei, und die fragten, ob denn Kinderlosigkeit überhaupt eine Krankheit sei. Und in vielen Diskussionen bin ich dann immer wieder gefragt worden: Warum muß denn jemand überhaupt Kinder haben?

Es ist sehr schwierig, darauf eine Antwort zu geben. Denn wenn Sie sich das einmal richtig ansehen, dann kosten Kinder Geld, machen Probleme, hindern die Freizügigkeit. Früher war es nötig, daß man Kinder hatte, damit die Eltern im

Alter gesichert waren; aber bei der heutigen Art der Rentenvergabe in Mitteleuropa würde das sicherlich keine Rolle mehr spielen. Früher haben die Ehepaare Kinder bekommen, weil es keine wirksame Empfängnisverhütung gab; aber heute weiß jeder, daß er es in der Hand hat, ob er Kinder haben will oder nicht. Und so werden denn auch Stimmen laut, etwa daß Soziologen sagen, Kinder kommen eigentlich nur auf gesellschaftlichen Druck; oder es gibt Meinungen, die sagen, durch Kinder hindern Männer ihre Frauen an der Karriere; oder es gibt Psychosomatiker, die sagen, Kinder sind eigentlich nur Ausdruck von Narzißmus und spiegeln nur ein egoistisches Denken der Eltern, die sonst mit dem Leben nicht fertig werden.

Trotzdem kommen im Jahr in der Bundesrepublik Deutschland 500 000–600 000 Kinder zur Welt. Die Zahl der Ehepaare, die wegen ungewollter Kinderlosigkeit die Ärzte aufsuchen, wächst. Die Zahl der Adoptionsanträge steigt. 1986 beispielsweise wurden ungefähr 20 000 Adoptionsanträge in der Bundesrepublik gestellt, und 4000 Adoptionen konnten vermittelt werden. Dies alles weist doch darauf hin, daß mehr dahinter steckt und daß man nicht sagen kann, daß ein Kinderwunsch nun etwas so Abnormes ist. Ich habe es im Rahmen meiner nun immerhin 20jährigen ärztlichen Tätigkeit jedenfalls immer als etwas Natürliches empfunden, und ich würde darum eine derartige Methode, auch eine solche Erzeugung von Embryonen im Rahmen einer Sterilitätsbehandlung, nach wie vor absolut bejahen. Ich kann auch nicht Psychosomatikern folgen, die argumentieren, daß eine Zerstörung des Eileiters, mehr oder weniger unbewußt, die innere Abwehr vor einem Kind ausdrücke. Ich kann also Untersuchungen, die das Ziel haben, die Methode zu verbessern, und die auf der anderen Seite berücksichtigen, daß keine Schäden gesetzt werden, bejahen.

Nun kommen wir zum dritten, wesentlich gravierenderen Punkt: Untersuchungen, die den Embryo selbst verändern, ohne daß sie ihn absterben lassen.

Hier blicken wir eigentlich mehr oder weniger in das Horrorkabinett der Veterinärmediziner, die natürlich aus ganz anderen Gründen und aus einer ganz anderen Motivation heraus Untersuchungen vornehmen, die für ihr Wissen und Fachgebiet von Bedeutung sind: also, ob man einzelne Embryonen im Frühstadium aufteilen kann; und ob man auf diese Art und Weise durch eine solche Trennung dieser Frühstadien identische Zwillinge oder auch Mehrlinge schaffen kann; ob man den Zellkern oder den Vorkern von einer Eizelle entfernen kann, und zwar ganz gezielt entweder den väterlichen oder den mütterlichen Zellkern, um einen Nachfahren zu haben mit nur mütterlichen oder väterlichen Eigenschaften; oder aber schließlich und endlich, daß man versucht zu klonen, d.h. daß man aus einem Embryo Zellkerne nimmt und diese in andere Eizellen verpflanzt. Alles dieses wissen Sie. Man darf aber auch feststellen, daß alle Kommissionen, daß alle großen Wissenschaftsorganisationen, daß auch die europäischen Organisationen und auch die Fachverbände einmütig gesagt und festgestellt haben, daß diese Dinge nicht auf menschliche Embryonen zu übertragen sind und nicht übertragen werden sollen; und daß dagegen, wenn nötig, ein Verbot ausgesprochen werden müßte.

Ein besonderes Wort noch zur Chimärenbildung. Chimärenbildung würde beinhalten, daß man beispielsweise Embryonen von verschiedenen Eltern miteinander verschmilzt oder aber Embryonen von verschiedenen Tierarten miteinander verschmilzt, um praktisch eine Art neue Rasse zu züchten. Sie werden vielleicht gelesen haben, daß man dies mit den Embryonen von einem Schaf und einer Ziege gemacht hat. Nun, auch hier ist ganz klar, daß ein solches Vorgehen insbesondere hinsichtlich einer Verschmelzung von tierischem und menschlichem Material einstimmig abgelehnt wird. Aber wir müssen auf der anderen Seite uns auch bewußt sein, daß heute in zunehmendem Maße menschliches lebendes Material in Tiere hineingebracht wird. Sie wissen, daß man heute aus der menschlichen Erbsubstanz stammende genetische Information für menschliches Insulin, menschliches Interferon, Interleucin, Substanzen, die bei der Krebsbehandlung an Bedeutung gewinnen, in Bakterien hineinbringt, so daß diese sie für uns produzieren. Und es sind Denkmodelle da, daß man unter Umständen die gesamte Information des menschlichen Immunsystems in Tiere hineinbringen könnte, so daß diese Tiere menschliche Blutzellen produzieren. Dieses ist heute noch reine Spekulation. Aber es scheint mir, daß auch in dieser Richtung darauf zu achten sein wird, wohin die Entwicklung in Zukunft führt.

Nun kommen wir zur vierten und damit letzten Gruppe: Untersuchungen, die zum Verbrauch von Embryonen führen.

Hier sind eigentlich die stärksten Argumentationen, die für eine gewisse Freistellung der Forschung selbst sprechen oder angeführt werden. Auch hier muß man feststellen, daß es sich zur Zeit um reine Denkmodelle handelt und daß die tierexperimentell gewonnene Basis sehr klein ist. Aber es sind zwei Dinge, die sich anbieten: Zunächst einmal ist es so, daß ein Embryo eine besondere Situation darstellt; er hat noch keine Abwehr; er würde ein Transplantat noch nicht abstoßen. Und man kann im Tier zeigen, daß bestimmte menschliche Krebszellen, die man in einen solchen Embryo hineingibt, dort in den Zellverband aufgenommen werden, in diesem Zellverband auch nach der Geburt nachweisbar sind und dann offenbar ihre Bösartigkeit verloren haben. Das gilt in diesem Falle nur für eine einzige Form von Krebszellen, aber es wäre vielleicht denkbar, daß unter Heranziehung anderer Embryonen das auch mit anderen Krebsarten ginge. Und es liegt auf der Hand, daß unsere gesamte Information über die Entstehung des Krebses, aber auch über die Behandlung des Krebses enorme Ausweitung erfahren würde, wenn man wüßte, warum ein solcher Embryo in der Lage ist, eine primär bösartige Zelle in eine gutartige zu verwandeln.

Ein zweiter Forschungsansatz besteht darin, daß embryonale Zellen nicht abgestoßen werden. Embryonale Zellen, die man in einen erwachsenen Organismus hineinbringt, werden von diesem aufgenommen, sie verrichten dort ihre Arbeit, und sie vermehren sich auch unter Umständen bis zu einem gewissen Grade dort. Das bekannteste Beispiel, was immer wieder angeführt wird, ist folgendes: Eine Maus, die man mit einer tödlichen Dosis bestrahlt, wird innerhalb weniger Tage sterben; einfach deshalb, weil ihr Knochenmark zerstört ist. Wenn man dieser Maus jetzt das Knochenmark einer erwachsenen Maus einpflanzt, dann überlebt sie unter Umständen zwei Wochen. Wenn man der gleichen Maus dagegen sogenannte Blutstammzellen von Mäuseembryonen gibt, dann überlebt dieses Tier völlig normal, einfach deshalb, weil diese embryonalen Zellen aufgenommen werden und ihre Arbeit verrichten. Und es ist so – wenn man dem Glauben schenken darf, was man so gehört hat –, daß auch der amerikanische Knochenmarkspezialist, der in Tschernobyl gewesen ist, wohl derartige Übertragungen von embryonalem Gewebe vorgenommen hat, und zwar von Lebergewebe, weil in einer gewissen Zeit der Embryonalphase die Leber Blutbildungsorgan der heranwachsenden Frucht ist. Diese Untersuchungen sind aber weder publiziert, noch hat man bisher etwas von dem Ausgang einer solchen Behandlung erfahren. Aber Sie sehen den Ansatzpunkt einer Möglichkeit, bestimmte Krankheiten dadurch zu heilen. Es geht aber jetzt nicht nur um diese Blutstammzellen, sondern tierexperimentell gibt es Hinweise, daß dies auch gerade mit Nervengewebe oder mit Gehirngewebe geht. Es wird ernsthaft darüber nachgedacht, ob man Krankheiten wie Parkinson oder aber Alzheimer durch eine solche Übertragung embryonalen Gewebes heilen könnte.

Sie merken, daß dadurch die Diskussion sich natürlich schon auf eine andere Ebene verlagert. Denn wenn auch gegenüber Klonen und Chimärenbildung relativ einmütig jeder sagen wird, dieses muß nicht sein, und das kann man verbieten, kommt es hier schon zu einer gewissen Abwägung der Güter. Auch hier stellt sich beispielsweise die Frage, ob denn, wenn eine solche Forschung bei uns verboten wäre, in anderen Ländern aber erfolgreich durchgeführt würde, man dann einer deutschen Mutter eine Behandlungsmöglichkeit für ihr leukämiekrankes Kind verwehren sollte, weil diese Behandlung aus einer solchen Embryonenforschung entstanden ist.

Sie sehen, daß wir eigentlich unsere ganzen Überlegungen auf relativ wenig Fakten stützen. Aber ich möchte die Diskussion zu diesem Punkt vier noch um zwei Aspekte erweitern: Im Rahmen der Verbesserung der Sterilitätsbehandlung ist es heute so, daß keine überzähligen Embryonen mehr anfallen. Die Behandlung der Kinderlosigkeit mit einer solchen extra-korporalen Befruchtung ist soweit verbessert worden, daß es effektiv nicht notwendig ist, daß überzählige Embryonen auftreten. Und damit stellt sich selbstverständlich die Frage, wenn man überhaupt Forschung machen will, ob man menschliche Embryonen eigens zum Zwecke der Forschung erzeugen darf.

Und ein zweiter Punkt noch: So schön sich dieses mit den Stammzellen anhört – und so bestechend es an sich ja auch ist –, so dürfen wir nicht vergessen, daß diese Stammzellen auch erst zu einem Zeitpunkt im menschlichen Embryo entstehen, der jenseits der 14 Tage liegt. Wir kennen ja diese 14-Tage-Grenze immer aus dem § 218, weil erst dann sich der Embryo einnistet. Dieses hier wäre jenseits dieser Grenze, d.h., man müßte Embryonen länger kultivieren. Dadurch wird das Problem noch wesentlich schwieriger, nicht nur technisch, sondern ethisch. Und in diesem Zusammenhang wäre natürlich auch zu fragen, ob denn dann nicht unter Umständen solche Stammzellen von Embryonen genommen werden könnten, die beispielsweise bei einem Schwangerschaftsabbruch verfügbar werden – eine sehr schwierige Frage.

Wenn man sich diese vier Gruppen vergegenwärtigt, dann glaube ich schon, daß es zumindest unterschiedliche Bewertungsmaßstäbe geben kann. Es geht aber, glaube ich, daraus auch ganz klar hervor, daß eine Menge Möglichkeiten des Mißbrauchs gegeben sind. Und dies hat Hans Jonas sehr schön ausgedrückt in seinem Buch über Technik, Medizin und Ethik, in dem er geschrieben hat: „Einmischung in die Freiheit der Forschung hat ihre eigene ethische Bedenklichkeit, doch ist diese nichts gegen die Schwere der ethischen Fragen, vor die uns der vorgestellte Erfolg dieser Forschung stellt. Daß überhaupt die Möglichkeit eines freiwilligen Haltes hier gleich zu Anfang im Fragebereich des Themas erscheint, kann als Maß der Einzigartigkeit der Gefahren dienen, die eine voll ausgereifte und sozial ermächtigte biologische Ingenieurskunst auf unser Haupt bringen kann. Laßt uns wenigstens auf der Hut sein."

Die Ärzteschaft ist meiner Meinung nach auf der Hut gewesen, denn sie hat als erste schnell gehandelt, indem sie sehr restriktive Richtlinien herausgegeben hat, die den Ärzten genau vorschreiben, was sie im Umgang mit menschlichen Embryonen zu tun und zu lassen haben. Und der Arzt ist der einzige, der im Zuge seiner Berufsausübung Zugang zu menschlichen Embryonen hat. Man kann auch feststellen, daß diese Richtlinien in der Bundesrepublik sehr gut funktioniert haben. Wenn man heute ein Embryonenschutzgesetz mit allen strafrechtlichen Folgen diskutiert, so ist das nichts, wogegen ich mich stellen würde. Aber ich gebe immer zu bedenken, daß man eigentlich Gesetze anhand von Fakten machen sollte, anhand von Überlegungen, die fundiert sind, und nicht anhand von Denkmodellen. Und so haben denn auch die Ärztekammer und die verschiedenen anderen Kommissionen immer festgestellt: Selbstverständlich soll eine scharfe Kontrolle sein, selbstverständlich sollen viele Dinge nicht passieren, aber wir alle kennen zum jetzigen Zeitpunkt nicht die Entwicklung. Daher erhebt sich die Frage, ob nicht die ethische Diskussion anhand von wirklich vorhandenem Material unter Umständen in ein bis zwei Jahren wiederaufgenommen werden muß.

Liselotte Mettler

Aktueller Stand der Reproduktionsmedizin

Einleitung

Im Gegensatz zur Gentechnologie bleibt bei der extrakorporalen Befruchtung im Rahmen einer Sterilitätsbehandlung unter Imitation der natürlichen *in vivo* Verhältnisse die Integrität und Mikroökologie der Gameten unangetastet.

Das Modell der In-vitro-Fertilisation und der Embryo-Übertragung bietet zwei Ansatzpunkte:

1. Studium der Kontrazeption: Am In-vitro-Fertilisationsmodell von Versuchstieren kann in idealer Weise der Einfluß kontrazeptiver Maßnahmen wie Hormone, Antikörper und letztlich auch die sogenannte biochemische Kontrazeption studiert werden (*Seki* und *Mettler* 1983).
2. Therapie einiger Formen der Sterilität: Der therapeutische Einsatz der In-vitro-Fertilisation zur Sterilitätsbehandlung des Menschen wird seit 1970 angestrebt (*Edwards* und Mitarbeiter 1970; *Steptoe* und *Edwards* 1970).

Im Februar 1979 referierten *Steptoe* und *Edwards* vor dem Royal College für Geburtshilfe und Gynäkologie in London über ihre Technik und über ihren Erfolg im Fall von Louise Brown (*Steptoe* und *Edwards* 1978). Die erste auch für die Wissenschaftler verwertbare Publikation erschien jedoch erst Ende 1980 (*Steptoe* und *Edwards* 1980). Maßgebende klinisch-wissenschaftliche Berichte zum Thema kamen außerdem aus Australien und den USA (*Johnston* et al. 1981; *Lopata* et al. 1980; *Trounson* et al. 1980 und 1982; *Jones* et al. 1982; *Edwards* 1983). Über die erste erfolgreiche Schwangerschaft in Deutschland konnte *Trotnow* 1981 berichten. Wegen des großen Aufwandes und der schwierigen Integration eines solchen Programmes in die Aktivitäten einer Universitäts-Frauenklinik begann die erfolgreiche Phase mit dem Auftreten der ersten klinisch weiterlaufenden Schwangerschaft an der Universitäts-Frauenklinik Kiel erst Ende 1982 (*Mettler* 1981; *Mettler* et al. 1981 und 1982).

Material und Methoden

Zur Verbesserung der Raten in der Eizellgewinnung, Befruchtung, Embryo-Übertragung und letztlich Schwangerschaft wurden Auswahlkriterien, Stimulationsschemata sowie Punktionstechniken in den letzten Jahren häufig geändert. Es erscheint daher am sinnvollsten, über den derzeitigen Behandlungsmodus zu berichten (vgl. Tabelle 1, Seite 29).

1. Patientenauswahl

– (die Reihenfolge entspricht der Bedeutung der einzelnen Indikationen) –

a) Tubenunwegsamkeiten mit irreparablen, proximalen oder peripheren Tubenveränderungen, die einer operativen Behandlung nicht mehr zugänglich sind oder bei denen eine operative Behandlung bereits mehrfach versucht wurde.
b) Subfertilität der Partner.
   Ehemänner mit eingeschränktem Spermabefund nach genetischer Abklärung und mehrfachem Spermiogramm mit Untersuchung auf Bakterien, Pilze und Mykoplasmen.
c) Das Vorhandensein von Spermatozoen-Antikörpern beim Mann oder bei der Frau.
d) Idiopathische Sterilität und
e) Endometriose.

Die Aufklärung über die Voraussetzungen und die Einzelheiten der Behandlung erfolgt stets durch einen ausführlichen Briefwechsel mit dem Patientenehepaar und dem behandelnden Gynäkologen und Andrologen sowie durch ein persönliches Gespräch. Die Auswahl der Patienten entspricht den Kriterien, die für Sterilitätsbehandlungen allgemein angesetzt werden.

2. Hormonelle Vorbereitung

Ab dem 2. Zyklustag kommt die Patientin ambulant täglich morgens zur Blutentnahme, um die Östradiol- und LH-Werte zu kontrollieren. Am Nachmittag findet dann mit ihr ein Gespräch über die Werte und eine entsprechende Hormon-Applikation statt.

Die Patientinnen werden entweder vom 2. bis 6. Zyklustag mit Clomiphen (1–3 Tabl. Dyneric/die) und anschließender hMG-Gabe stimuliert oder einer reinen hMG-Stimulation in abfallender Dosierung (1–3 Ampullen/die) unterzogen.

Das humane Menopausen-Gonadotropin sollte der frühen Clomiphen-Stimulation vorgezogen werden, da in normalen Zyklen die ovarielle Antwort einer hMG-Stimulation besser abschätzbar ist als die einer zusätzlichen hMG-Applikation nach Clomiphen-Behandlung.

Am 10. Zyklustag wird bei ansteigenden Östradiol-Werten eine Follikulometrie durch Ultraschall vorgenommen.

Die täglich stattfindende hMG-Applikation erfolgt entsprechend der Reife der abschätzbaren Follikel unter Berücksichtigung aller bekannten vorausgegangenen Zyklen der Patientin. Die Stimulation endet meistens zwischen dem 10. und 12. Zyklustag. Es schließt sich ein Intervall ohne hMG-Applikation von 1–2 Tagen an. Die Östradiol-Werte müssen dabei steigend bleiben, und der Durchmesser des dominanten Follikels muß mehr als 1,7 cm betragen. 36 bis 38 Stunden vor der Follikelpunktion erfolgt die Applikation von 10000 IE hCG. Die Punktion soll im Östradiol-Maximum stattfinden. In seltenen Fällen kommt es vor der hCG-Applikation zum endogenen LH-Anstieg. Die Follikelpunktion wird dann 30 Stunden nach LH-Anstieg durchgeführt.

Kurz vor der zu erwartenden Ovulation werden die Hormone mehrmals täglich gemessen.

3. Stationäre Aufnahme der Patientin

Die Aufnahme erfolgt nach der abendlichen hCG-Applikation morgens nüchtern um 8 Uhr. Die Follikelpunktion ist dann für den folgenden Tag morgens zwischen 8 und 9 Uhr festgesetzt. Der Tag vor der Operation dient der Vorbereitung und Aufklärung der Patientin.

4. Vorbereitung des Ehemannes

Bei allen Ehemännern wird im Zyklus vor der Behandlung ein aktuelles Spermiogramm mit der Untersuchung auf Bakterien, Pilze und Mykoplasmen durchgeführt. Bei erkennbarem bakteriellen Befall wird die Patientin nicht in den Behandlungszyklus aufgenommen.

5. Follikelpunktion

Dazu gibt es heute prinzipiell zwei Möglichkeiten.

(1) Pelviskopische Follikelpunktion

In Vollnarkose wird eine operative Bauchspiegelung durchgeführt. Da viele Patienten voroperiert sind, werden mit all den von *Semm* (1976) angegebenen Sicherheitsmaßnahmen die Follikel abgesaugt. Das Follikelpunktat wird in einem Plexiglaswärmebehälter sofort in das dem Operationssaal angrenzende Labor gebracht. Der Inhalt des Röhrchens wird in eine flache Petrischale pipettiert und die Eizelle unter dem Stereomikroskop untersucht. Innerhalb einer Minute wird dem Operateur gemeldet, ob eine Eizelle vorhanden ist oder nicht. Falls keine Eizelle gefunden wird, wird der Follikel mit Kulturmedium gespült.

Die Eizellen werden nach drei Reifegraden beurteilt:

a) unreif = + : Cumulus oophorus expandiert, optisch dicht und dunkel erscheinend, Corona radiata adhärent an der Oocyte.
b) fraglich reif = + + : Cumulus expandiert, aber optisch dicht erscheinend, Corona noch adhärent an der Oocyte.
c) reif = + + + : Cumulus oophorus weit expandiert, locker und hell erscheinend, Corona radiata dispers, Oocyte klar zu erkennen.

Die Oocyte wird dann in 1 ml HAM-F10 Medium, welches mit 7,5% mütterlichem Serum angereichert ist, pipettiert und sofort in das Kultursystem bei 37° C unter ständiger Begasung von 5% O_2, 5% CO_2 und 90% N_2 gebracht.

(2) Ultraschall-Follikelpunktion

Dabei werden die Follikel unter Ultraschallkontrolle transvaginal punktiert. Diese Technik wird heute fast ausschließlich zur Eizellgewinnung eingesetzt. Dadurch, daß eine Vollnarkose nicht mehr nötig ist, stellt dieses Verfahren eine schonende, schnelle und fast schmerzfreie Methode dar.

6. Spermiengewinnung, Aufarbeitung und Insemination

Je nach Reifegrad der Oocyte erfolgt die Spermagewinnung des Ehemannes drei bis fünf Stunden nach der Eizellgewinnung durch Masturbation. Das Ejakulat wird in ein steriles Gefäß gewonnen. Nach 15minütiger Verflüssigung wird Menge, Motilität und Gesamtzahl an Spermien bestimmt. 1 ml Ejakulat wird dann zweimal mit Medium (+ 7,5% mütterliches Serum) gewaschen und zentrifugiert. Das Sediment wird anschließend mit Medium überschichtet. Nach 30minütiger Separationsphase und 30minütiger Kapazitationsphase wird wiederum die Motilität und Spermienmenge bestimmt.

Zur Insemination werden 100000 motile Spermatozoen/Eizelle verwendet.

Es ist wichtig, darauf hinzuweisen, daß im In-vitro-System nicht mehr als 1 × 10^5 Spermatozoen/Eizelle verwendet werden sollen, da es verstärkt zum Auftreten einer Polyspermie kommen kann.

7. Embryo-Kultur

Eine erste Kontrolle der Eizelle unter dem Mikroskop erfolgt 16 bis 18 Stunden nach der Insemination im sogenannten Pronucleusstadium. Falls mehr als 2 Pronuclei beobachtet werden, liegt eine numerische Chromosomenanomalie vor. Auch wenn sich der Embryo weiter bis zum 4–8-Zellstadium entwickelt, wird er nicht transferiert. Normal befruchtete Eizellen werden in 1 ml frisches Kulturmedium mit Zusatz von 15% mütterlichem Serum umgesetzt. Nach 40 Stunden erfolgt unter dem Stereomikroskop die zweite Kontrolle der jetzt vorhandenen 2–4-Zellstadien. Danach kann die Embryo-Übertragung stattfinden.

8. Embryo-Übertragung

Zur Embryo-Übertragung wird der oder werden die Embryonen in eine mit Embryo-Transfermedium gefüllte Transferschale umgesetzt. Das Medium enthält 50% mütterliches Serum.

Die Patientin wird in Knie-Ellenbogen-Position gelagert und die Embryo-Übertragung durch den Bourn-Hall-Transferkatheter mit Einspritzen des oder der Embryonen in 5–10 µl Kulturmedium bis knapp vor den Fundus uteri in das Cavum uteri durchgeführt. Die Patientin bleibt dann über 4 Stunden in Schräglage, um mechanisch ein Rückfließen des Kulturmediums mit den Embryonen zu verhindern.

Nach ausführlichem Gespräch mit dem Ehepaar werden alle Embryonen in das Cavum uteri übertragen. In unserem Patientengut ergab sich bisher nie die Frage überzähliger Embryonen, da wir maximal 6 Embryonen erhielten.

9. Hormonelle Überwachung der Lutealphase mit Hilfe des behandelnden Frauenarztes

Zur Unterstützung der Corpus-luteum-Phase werden 1 Tag sowie 4 Tage nach dem Embryo-Transfer 5000 IE hCG appliziert. Die Gonadotropin-Stimulation zur Substitution des mitzyklischen LH's wird in Form der erneuten Applikation des humanen Chorion-Gonadotropins derzeit als eine optimale Stimulation der Corpus-luteum-Phase betrachtet.

Die Entlassung der Patientin erfolgt am Tag nach der Embryoübertragung.

Die behandelnden Frauenärzte der Patientinnen werden gebeten, in zweitägigen Abständen Blut zu entnehmen und das Serum zur Analyse von Östradiol, Progesteron und Beta-HCG einzusenden. Eine entstehende Schwangerschaft kann meist vor Beendigung des normalen Zyklus erkannt werden.

Intratubarer Gametentransfer

Eine andere reproduktionsmedizinische Technik ist der intratubare Gametentransfer, d.h. die Übertragung von Eizellen und Samenzellen in den Eileiter, wobei die Befruchtung dann im Eileiter selbst geschieht; es handelt sich also nicht um eine extrakorporale Befruchtung, sondern um eine manipulierte, intrakorporale Befruchtung im Eileiter. Dabei werden Eizellen und Samenzellen in einem Katheter gesondert aufgezogen, mit einem Luftbläschen dazwischen, der Katheter wird dann durch eine Bauchspiegelung in den Eileiter der Patientin eingeführt, und dann werden die Gameten sozusagen an das Ende des Eileiters deponiert. An dieser Stelle erfolgt ja sonst auch physiologischerweise die Befruchtung.

Dieser intratubare Gametentransfer ist natürlich nur möglich für Patientinnen mit durchgängigen Eileitern, er ist also keine Alternative für die extrakorporale Befruchtung, denn gerade dabei sind ja 70–80% der Patientinnen Frauen, deren Eileiter nicht funktionieren. Er dient also zur Behandlung der sogenannten ungeklärten Sterilität, der immunologischen Sterilität, zur Behandlung von Endometriose und auch von männlichen Fertilitätsstörungen. Die Schwangerschaftsraten sind etwas höher als bei der extrakorporalen Befruchtung, daher sollte man diese Technik bei Frauen mit vorhandenen, funktionsfähigen Eileitern mit anderen Sterilitätsursachen einsetzen.

Ergebnisse und Diskussionen

Nach diesen für das allgemeine Verständnis vielleicht nötigen technischen Details soll über die Erfolge der Methode berichtet werden.

International sind unter Anwendung dieser Technik bereits zahlreiche Schwangerschaften entstanden. Wir konnten Anfang 1987 davon ausgehen, daß bereits mehr als 5000 Kinder nach IVF/ET geboren waren. Tabelle 1 führt die anläßlich des Treffens aller IVF-Zentren der Bundesrepublik Deutschland im Januar 1987 in Bonn zusammengetragenen Ergebnisse auf.

Tabelle 1:
IVF und ET in der Bundesrepublik Deutschland (1982–1986)

8570	Follikelpunktionen	
5957	Embryotransfers	(= 69,5%)
984	Klinische Schwangerschaften	(= 16,5% pro Transfer)
481	Geburten	
	624 geborene Kinder	
	364 Einlinge	
	91 Zwillinge	(= 19,6%)
	26 Drillinge	(= 4,2%)
33	Extrauteringraviditäten	
269	Aborte	

Tabelle 2: *Die In-vitro-Fertilisation an der Universitäts-Frauenklinik Kiel in den Jahren 1982–1987*

Jahr	FP	Eizellen		Transfer		Embryonen		Graviditäten			Geborene Kinder
	n	n	$\bar{x}$	n	% pro FP	n	$\bar{x}$	n	% pro FP	% pro Transf.	
1982	140	210	1,5	70	50,0	110	1,6	4	2,9	5,7	–
1983	153	430	2,8	95	62,1	191	2,0	8	5,2	8,4	6
1984	119	462	3,9	78	65,6	202	1,6	18	15,1	23,1	12
1985	177	1 049	5,9	142	80,2	418	2,9	36	20,3	25,4	18
1986	169	1 206	7,1	152	89,9	550	3,6	43	25,4	28,3	43
1987	310	2 036	6,6	253	81,6	905	3,6	71	22,9	28,1	66
Σ	1 068	5 393	4,6	790	71,6	2 322	2,5	180	15,2	19,8	145

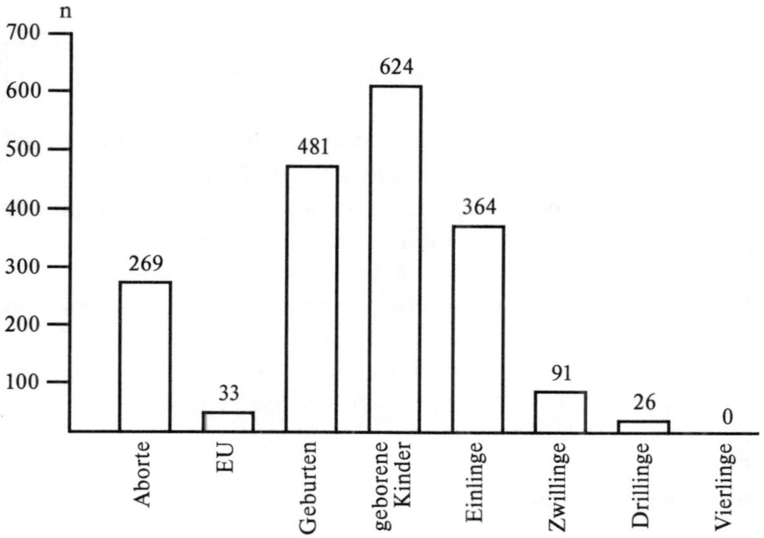

Anzahl Aborte, Extrauterin-Graviditäten, Geburten und geborene Kinder nach In-vitro-Fertilisation in der Bundesrepublik Deutschland (36 Arbeitsgruppen; Januar 1987). Fertilität 3, 1987.

Zwischen 1982 und 1987 führten wir an der Universitäts-Frauenklinik Kiel 1068 pelviskopische und vaginale Follikelpunktionen zur Eizellgewinnung, der In-vitro-Fertilisation und der Embryoübertragung durch (Tabelle 2). Die Eizellen gewannen wir erfolgreich bei etwa 80% der Patientinnen, die Zahl der gewonnenen Eizellen betrug 5393 (im Mittel 4,6 Eizellen pro Patientin); die Befruchtungsraten lagen bei 72%. Wir führten bei 790 Patientinnen den Embryo-Transfer mit durchschnittlich 2,5 Embryonen pro Patientin durch; es entstanden 180 Schwangerschaften, 145 Kinder sind bereits geboren.

Eine Auswertung der IVF/ET-Kinderwunschbehandlung ergab in der Bundesrepublik Deutschland im Januar 1987 die in Tabelle 1 dargestellten Ergebnisse.

Ausblicke auf die Zukunft

Welche biotechnischen Möglichkeiten eröffnet das Verfahren der In-vitro-Fertilisation und des Embryo-Transfers beim Menschen?

Im folgenden soll nicht auf den Einsatz von fremdem genetischem Material – also Samen- und Eispende sowie auf die Austragung einer Schwangerschaft durch eine Leihmutter usw. – eingegangen werden, sondern auf technische Fort- oder Rückentwicklungen auf diesem Gebiet. Dabei soll über den bereits mit menschlichen Keimzellen und Embryonen geläufigen Umgang berichtet und auf denkbare Manipulationen mit menschlichem Keimmaterial, wie es aus Tierexperimenten bekannt ist, hingewiesen werden (Tabelle 3).

Tabelle 3:
Genetische Manipulationen an Gameten und Embryonen

Am Menschen realisierte Verfahren:

1. IVF/ET (im homologen System)
2. Kryokonservierung (Keimzellen und Embryonen)
3. Zytogenetische Analyse
   (pränatale Diagnose genetischer Defekte)
4. Genomanalyse

Am Tier realisierte Verfahren:

1. Embryo-Übertragung (im heterologen System)
2. Chimärenbildung
3. Embryo-Teilung
4. Gentherapie an Körperzellen
5. Klonen von Embryonalzellen

Am Menschen realisierte Verfahren

In vitro-Fertilisation und Embryo-Transfer

Im Vorangehenden im Detail geschildert.

Kryokonservierung

Spermatozoen und Eizellen sowie Embryonen lassen sich mit mehr oder weniger großer Überlebenschance bei −196° C einfrieren und theoretisch unbegrenzt lagern. Die Methode des Einfrierens von Spermatozoen ist in der Human- und Veterinärmedizin ausgereift; das Einfrieren von Eizellen glückt bisher noch nicht befriedigend. Ethisch und medizinisch wäre das Einfrieren von Eizellen des Menschen dem Kryosperma gleichzustellen. Das Einfrieren menschlicher Embryonen zur Übertragung in einen späteren, ungestörten Zyklus der Frau ist in einigen Ländern ein Therapieprinzip, aber nicht frei von ethischen und juristischen Problemen. Das erste Kind nach dieser Technik wurde im März 1984 in Melbourne/Australien geboren.

Zytogenetische Analyse (Pränatale Diagnose)

Aus technischen Gründen ist eine Chromosomenanalyse des menschlichen Eies kurz nach der Befruchtung bislang nicht möglich gewesen. Indirekte Beobachtungen sprechen dafür, daß mindestens 10% aller Zygoten beim Menschen einen aberranten Chromosomensatz aufweisen (*Sperling* 1984).

Die In-vitro-Fertilisation bietet heute die Voraussetzung, an ungeteilten Eizellen und spontan abgestorbenen Embryonen diese Angaben direkt zu überprüfen.

Die pränatale Diagnostik findet aus der Amnionflüssigkeit derzeit in der 15. Schwangerschaftswoche statt. Als neue Methode etabliert sich die Chorionbiopsie, die durch eine Gewinnung von Chorionzotten in der 10. Schwangerschaftswoche eine weit frühere Diagnose eventueller Erbleiden ermöglicht. Die pränatale Diagnose aus Morulae oder Blastocysten ist durch Mikromanipulation denkbar. Dazu ist beim Menschen aber die Manipulation an der Morula nötig.

Selektion

Die In-vitro-Befruchtung geschieht im Reagenzglas. Vom Biologen werden Eizellen und Samenzellen zusammengegeben und dann über 16 Stunden zunächst inkubiert. Die Inkubation erfolgt unter CO_2-Begasung, bei konstanter Temperatur, in Dunkelheit. Nach 16 Stunden sehen wir dann das Vorkernstadium. Es sollen zwei Vorkerne sein, und keine drei oder fünf Vorkerne, denn dann haben wir diese 6–10% der polyploiden Embryonen, die mehrfach befruchtet sind und die in der Entwicklung später absterben würden, wenn wir sie transferierten. Da betreiben wir als Ärzte also eine Selektion. Und auch die wissenschaftliche Untersuchung von vielfach befruchteten Eizellen, die wir durchführen – wir machen Chromosomenanalysen zur Erkenntnis der Ursache der Vielfachbefruchtung –, ist natürlich ein Abtöten des Embryos, denn mit der Chromosomenanalyse müssen wir den Embryo abtöten. Natürlich stellt sich hier die Frage: Darf man das machen?

Wir haben bisher die polyploiden Embryonen untersucht, aber es kommen auch Vorwürfe in der Richtung, daß Menschen uns aggressiv fragen: Sind Sie zu diesen Untersuchungen berechtigt, sollten Sie die nicht auch übertragen? – Wir wissen zwar als Mediziner, daß sie mit Sicherheit absterben würden – es gibt kein lebendes Kind aus einem polyploiden Embryo –, aber der Embryo könnte 6 oder 8 Wochen in der Mutter wachsen. Dann hätte die Frau ihre Fehlgeburt oder Frühgeburt mit einem toten Kind. Wäre das besser? Man hätte dann nicht manipuliert, man hätte es die Natur entscheiden lassen.

Genomanalyse

Beim Menschen sind derzeit mehr als 3000 Erbleiden beschrieben. Der Rückschluß vom klinischen Erscheinungsbild auf die zugrundeliegende Mutation ist relativ unzuverlässig.

Für mehr als 300 Erbleiden ist eine chromosomale Ursache bekannt. Der Nachweis in Form einer Chromosomenanalyse kann in der Regel nur an bestimmten Geweben erfolgen. In manchen Fällen sind Reihenuntersuchungen möglich.

Die molekulare Ursache ist für mehr als ein Dutzend Erbleiden ermittelt. Der molekularbiologische Nachweis mit Hilfe einer Genomanalyse kann im Prinzip an sämtlichen Geweben erfolgen. Er ist in der Regel sehr aufwendig und daher zur Zeit nicht zum Screening geeignet.

Am Menschen nicht realisierte Verfahren

Embryo-Übertragung

Es läßt sich eine große Varianz von Embryo-Übertragungsmöglichkeiten beim Tier angeben:

1. operativ durch die Gebärmutterwand,
2. nicht operativ durch die Scheide und den Muttermund,
3. homolog, auf dasselbe Individuum (= Homotransfer),
4. heterolog (Empfänger in derselben Tierart),
5. interspezifisch (Empfänger anderer Tierart, z. B. Maus – Ratte, Zebra – Pferd),
6. Transfer außerhalb der Gebärmutter (experimentell).

Die Embryo-Übertragung hat beim Tier eine Erfolgsrate von 80%, beim Menschen bisher nur von 5–30%, wobei beim Menschen immer ein Homotransfer stattfinden sollte, d. h., der Embryo wäre in die Gebärmutter der Eizellspenderin zurückzuführen.

Chimärenbildung

Die Chimäre ist ein aus genetisch verschiedenen Geweben zusammengesetzter Organismus. Tierexperimentell ist die Bildung durch Aggregation zweier Morulae möglich. Auch die Mikroinjektion fremder Embryonalzellen (= heterologe

Transplantate) wird durchgeführt. Es wird oft nach dem Sinn der Chimärenexperimente gefragt, hier nur einige Anregungen:

1. Studium von Fehlbildungen (Krankheiten) mit ihrer Entwicklung,
2. Studium von Tumoren bzw. der Rolle von Genen bei der Tumorentstehung,
3. Verfolgung der Entwicklung einzelner Gewebe und Organe,
4. Analyse der Geschlechtsdifferenzierung und Genregulation der Immunität.

Embryo-Teilung

Durch die Teilung früher Embryonalstadien ist die Erzeugung eineiiger Zwillinge möglich. Die künstliche Produktion identischer Mehrlinge hat in der Haustierzucht bereits eine praktische Bedeutung erlangt. Sie trägt zur Klärung mancher Fragen aus dem Gebiet der Entwicklungsbiologie bei.

Gentherapie an Körperzellen

Die Transplantation transformierter Zellen in erwachsene Säuger wäre ein möglicher Weg für eine Gen-Therapie, z. B. bei angeborenen Blutkrankheiten. Eine Gentherapie wird praktisch auf solche Erbleiden beschränkt sein, bei denen eine Heilung durch Einfügen des normalen Gens in die Stammzellen erfolgen kann. Voraussetzung hierfür ist jedoch, daß ein Gen in das Erbgut integriert, kontrolliert und exprimiert wird und die veränderten Stammzellen die defekten ersetzen. Diese Maßnahme wird daher nur für wenige Erbleiden in Frage kommen.

Klonen

Davon gibt es zwei Arten:
Typ 1: künstliche Parthogenese,
Typ 2: völliger Erbgutaustausch.

Typ 1: Aus einer befruchteten Eizelle wird durch Mikromanipulation einer der beiden Vorkerne entfernt. Der verbleibende haploide Vorkern wird durch einen Katalysator, z. B. Zytochalasin, zur Chromosomen-Verdoppelung angeregt. Es entstehen ein diploider Kern und ein normales Zellwachstum bis zur Implantation. Danach stirbt der Embryo ab.

Typ 2: Nach Zerstörung der Zellkerne einer befruchteten Eizelle, z. B. durch ultraviolettes Licht oder mikromanipulatorische Entfernung, erfolgt die Implantation eines (endogen) Kernes einer Somazelle. Das Klonen mit Hilfe von Zellkernen aus differenzierten Zellen ist jedoch bis heute noch nicht gelungen.

Die geschilderten Verfahren bieten eine Vielzahl von Möglichkeiten. Unserer Meinung nach müssen die Menschen sich selbst Grenzen in der Anwendung dieser Verfahren setzen, um es nicht soweit kommen zu lassen, daß der Mensch manipulierbar wird.

Wir müssen natürlich für diese Arbeit ärztlich-ethische Rahmenbedingungen erstellen. In unserer Klinik haben wir schon im Jahre 1980 Regeln erstellt, nach denen gearbeitet wird, und zwar wird jede Eizelle protokolliert, jeder Befund wird festgehalten, es wird keine Eizelle verworfen, es wird kein überzähliger Embryo manipuliert, es wird damit nicht experimentiert, und jeder Mitarbeiter wird darüber unterrichtet, wie er sich zu verhalten hat. Wir werden auch von der Bundesärztekammer regelmäßig kontrolliert. Im Rahmen einer Sonderkommission des Bundesjustiz- und Bundesforschungsministeriums haben wir Richtlinien erstellt, nach denen wir uns bemühen, voll und ganz zu handeln.

Ich möchte am Ende noch einige Punkte zum Nachdenken mit Ihnen diskutieren.

Am Menschen bereits durchgeführte Manipulationen sind diese drei: die In-vitro-Fertilisation, die ich Ihnen eben präsentiert habe, die Kryokonservierung von Spermatozoen, die es schon seit zwanzig Jahren gibt, und die Kryokonservierung von Eizellen. Sie ist noch in der Entwicklung, es sind dabei sehr viele Probleme, Mutationen treten auf, bei den Embryonen sieht es etwas besser aus.

In der Bundesrepublik überwacht die Ethikkommission der Bundesärztekammer alle Arbeitsgruppen, die in dieser Richtung arbeiten wollen; sie müssen Anträge stellen. Wir sind zum Beispiel gerade dabei, einen solchen Antrag zu stellen, weil die Kryokonservierung, also das Einfrieren von Embryonen, eine gewisse Alternative zur Übertragung mehrerer Embryonen darstellt, wo wir manchmal fünf Embryonen und die Gefahr einer Mehrlingsschwangerschaft haben. Aber die Alternative ist problematisch, weil die Embryonen, die dann eingefroren sind, übrigbleiben, wenn die Patientin schwanger wird. Was soll man machen? Soll man sie zur Prä-Implantations-Adoption geben? Wo sind die juristischen Regelungen dafür? Das ist ein Thema, das man lange diskutieren kann, es ist letztlich nicht gelöst. Und jede Arbeitsgruppe, die das ins Routineprogramm mit einschaltet, muß sich genau überlegen, welche Richtlinien sie sich selbst stellt.

Literatur

1. *Edwards, R. G., Bavister, B. D., Steptoe, P. C.:* Early stages of fertilization in vitro of preovulatory human oocytes. Nature 221, 632; 1970
2. *Edwards, R. G.:* Physiological overview of in vitro fertilization. XI. World Congress on Fertility and Sterility, 26. June–1. July 1983, Dublin, 41–44; 1983
3. *Johnston, J., Lopata, A., Speirs, A., Hoult, J., Kellow, G., du Plessisy:* In vitro fertilization: the challenge for the eighties. Fertil. Steril. 361, 669; 1981
4. *Jones, H. W. jr., Acosta, A. A., Garcia, J.:* A technique for the fixation of oocytes from human ovarian follicles. Fertil. Steril. 37, 26; 1982

5. *Lopata, A., Johnston, J. W., Hoult, W., Speirs, A. J.:* Pregnancy following intrauterine implantation of an embryo obtained by in vitro fertilization of a preovulatory egg. Fertil. Steril. 33, 117; 1980
6. *Mettler, L.:* Befruchtung im Reagenzglas. Umschau in Wissenschaft und Technik, 80, 138; 1981
7. *Mettler, L., Seki, M., Baukloh, V., Semm, K.:* Erste Ergebnisse zur extrakorporalen Befruchtung am Menschen. Geburtshilfe und Frauenheilkunde, 41, 62; 1981
8. *Mettler, L., Seki, M., Baukloh, V., Semm, K.:* Human ovum recovery via operative laparoscopy and in vitro fertilization. Fertil. Steril. 38, 1, 30–37; 1982
9. *Semm, K.:* Pelviskopie und Hysteroskopie. Schattauer Verlag, Stuttgart, 1976
10. *Seki, M., Mettler, L.:* Influence of spermatozoal antibodies in the reproduction of mice. A. J. Reprod. Immunol. 2, 225, 232; 1983
11. *Steptoe, P. C., Edwards, R. G.:* Laparoscopic recovery of preovulatory human ooctyes after priming ovaries with gonadotropins. Lancet, 1, 683; 197c
12. *Steptoe, P. C., Edwards, R. G.:* Birth after reimplantation of a human embryo, Lancet, 2, 366; 1978
13. *Steptoe, P. C., Edwards, R. G., Purdy, J. M.:* Clinical aspects of pregnancies established with cleaving embryo grown in vitro. Br. J. Obstet. Gynecol. 87, 757; 1980
14. *Trotnow, S., Kniewald, T., Al Hasani, S., Becker, H.:* Follikelpunktion, In-vitro-Fertilisierung, Embryo-Transfer und eingetretene Schwangerschaften in Dyneric/hCG-stimulierten Zyklen, Geburtsh. Frauenheilk. 42, 835–336; 1981
15. *Trounson, A. O., Leeton, J. F., Wood, C., Webb, J., Kovacs, G.:* The investigation of idiopathic infertility by in vitro fertilization. Fertil. Steril. 32, 431; 1980
16. *Trounson, A. O., Mohr, L. R., Wood, C., Webb, J., Kovacs, G.:* Effect of delayed insemination on in vitro fertilization, culture and transfer of human embryos. J-Reprod. Fertil. 64, 285; 1982
17. *Sperling, K.:* Pregnancy and origin of chromosome abnormalities in man. In: Mutations in man. Ed. G. Obe, Springer Verlag, Berlin, Heidelberg, 128–146; 1984

Hans-Bernhard Wuermeling

Die „Versachlichung" des Embryos

Ein medizinethischer Beitrag

In den beiden letzten Jahrhunderten hat die Medizin ungeheure Erfolge erzielt. Sie verdankt dies der Tatsache, daß sie sich der Naturwissenschaft bedient hat, um Krankheiten zu erforschen und zu behandeln. In naturwissenschaftlicher Betrachtungsweise hat sie den Körper des Menschen versachlicht. Nach dem Programm von René Descartes hat sie ihn als *res extensa* von der *res cogitans* abgetrennt, um ihn und seine Funktion begreifen zu können und um in diese Funktion einzugreifen.

Damit hat sie die geistigen Voraussetzungen der Naturwissenschaften übernommen, wie sie von den Griechen grundgelegt worden waren. Dazu gehört, daß die Welt so betrachtet wird, als sei das betrachtende Subjekt nicht ihr Anteil. Die Welt und ihre Gegenstände werden zum Objekt, zur Sache.

Für die Medizin bedeutete die Versachlichung des menschlichen Körpers die Möglichkeit, die in ihm wirkenden Gesetze zu erforschen und für die Zwecke der Medizin auszunutzen. Am deutlichsten kommt dies bei einem chirurgischen Eingriff zum Ausdruck. Das Bewußtsein des Patienten ist aufgehoben. Er empfindet keine Schmerzen. Er bewegt sich nicht. Sein Körper kann so behandelt werden, „als ob" er nur ein funktionierendes, an einer Stelle, wo die Krankheit sitzt, gestörtes Organsystem wäre, das durch den chirurgischen Eingriff wieder in Ordnung gebracht wird. Der Chirurg weiß dabei, daß er nur so handelt, „als ob" er es lediglich mit einem Organsystem zu tun hätte. Er wird nicht auf den Gedanken kommen, daß er „nichts als" ein solches Organsystem vor sich habe. Vielmehr wird er im Hintergrund seines Denkens unvergessen lassen, daß mehr als ein solches Organsystem vor ihm liegt. Er weiß über seine technisch notwendig reduktionistische Betrachtungsweise hinaus, daß er es mit einer menschlichen Person zu tun hat, daß mehr dahinter steckt als bloß das Organsystem, an dem er arbeitet.

Der extrakorporal in der Hand des Arztes befindliche menschliche Embryo ist mikroskopisch klein, wacht nach einem Eingriff nicht sofort auf, bedarf, um auch äußerlich und erlebbar Mensch zu sein, noch einer langen Entwicklung. Leicht mag der Manipulierende vergessen, daß er im Grunde mit seinem Objekt nur umgeht, „als ob" es nur ein Zellhäufchen wäre, das lediglich biologischen Gesetzen unterworfen ist. Leicht wird er der Versuchung verfallen, es so zu betrachten und zu behandeln, als wäre es „nichts als" jenes Zellhäufchen.

Aus der methodisch erforderlichen „als ob"-Versachlichung wird so eine reduktionistische „nichts als"-Versachlichung. Diese erlaubt dann (scheinbar), auch menschliche Embryonen wie Material zu behandeln, mit dem man experimentieren kann und das auch unbedenklich im Überfluß erzeugt und, wenn nicht benötigt, auch vernichtet werden kann.

So stellt sich die Frage nach dem Experimentieren mit menschlichen Embryonen als die nach der Qualität und dem Status derselben.

Zunächst soll aber der Begriff des Experimentierens noch etwas differenzierter betrachtet werden.

Experimentieren heißt Erfahrungen sammeln. Wissenschaftlich experimentieren heißt, Erfahrungen systematisch sammeln. Darauf beruht die moderne Medizin. Jede ärztliche Handlung wird vom Arzt kritisch auf ihren Erfolg hin betrachtet. Sie vermehrt damit seine Erfahrung. Ordnet der Arzt diese Erfahrungen systematisch, so betreibt er die Medizin wissenschaftlich.

Damit wird das Sammeln von Erfahrung zu einem Nebenergebnis und auch Nebenzweck ärztlicher Handlungen.

Das Ziel der Behandlung, nämlich das Wohl des Patienten, und das Ziel, Erfahrungen zu sammeln, können miteinander verfolgt werden. Je mehr sich dabei das Ziel, Erfahrung zu sammeln, in den Vordergrund schiebt, desto wichtiger wird es, Nutzen und Risiken der Behandlung für den Patienten gegeneinander abzuwägen. Ob ein Experimentieren am Menschen und auch an Embryonen ethisch zulässig ist, hängt von diesem Vergleich von Nutzen und Risiken ab. Wenn die Risiken schwerer wiegen als der erwartete Nutzen, dann ist Experimentieren ethisch unzulässig. Daraus folgt aber umgekehrt, daß ein deutliches Überwiegen des erwarteten Nutzens unter Umständen auch hohe Risiken rechtfertigen kann. Nur so ist eine sogenannte „Neulandbehandlung", also das Einführen neuer Methoden in der Medizin, ethisch überhaupt zu rechtfertigen.

Ein Beispiel aus der Geschichte der extrakorporalen Befruchtung soll dies erläutern. In England glaubte man anfangs, den extrakorporal erzeugten Embryo in dem Stadium in die Gebärmutter transferieren zu müssen, in dem er natürlicherweise dort eintrifft. Aber nur vereinzelt kamen auf diese Weise Schwangerschaften zustande. In Erlangen glaubte man, der Grund dafür sei die verschiedene Geschwindigkeit, mit der sich die Gebärmutterschleimhaut einerseits und der extrakorporale Embryo andererseits entwickle. Je länger deshalb der extrakorporale Zustand andauere, desto größer werde die Entwicklungsdifferenz zwischen den beiden Strukturen, die für die weitere Entwicklung zusammenkommen müssen. Darum machte man den Versuch, den extrakorporal erzeugten Embryo wesentlich früher in die Gebärmutter zu transferieren, um die Entwicklungsdifferenz zwischen Gebärmutterschleimhaut und Embryo möglichst gering zu halten. Es war dies ein Experiment, dessen Ausgang ungewiß war. Es konnte damit enden, daß der Embryo eine schlechtere Einnistungsmöglichkeit vorfand als bei den bisher in England geübten Verfahren und deshalb auch abstarb. Die Überlegungen aber ließen eine höhere Einnistungschance erwarten. Die Chancen, so meinte man, überwogen die Risiken.

Das Experiment führte zum Erfolg. Seitdem man die Embryonen wesentlich früher transferiert, sind die Erfolgschancen der Sterilitätsbehandlung durch extrakorporale Befruchtung mit Embryotransfer erheblich angestiegen. Es handelte sich um ein Experiment mit einem Embryo, das zu dessen Wohl, nämlich für sein Überleben, angestellt wurde und von dem man gleichzeitig Erfahrung für das weitere Handeln in anderen Fällen erwartete und auch, da man Erfolg hatte, erhielt.

Von Bedeutung ist, daß die Weiterentwicklung und das Überleben des jeweiligen Embryos mindestens *ein* Ziel des ärztlichen Handelns ist und bleibt.

Von solchen Experimenten *an* Embryonen sind Experimente *mit* Embryonen streng zu unterscheiden und auch klar unterscheidbar. Bei Experimenten *mit* Embryonen werden diese nicht nur „als ob" versachlicht, sondern es wird tatsächlich davon ausgegangen, sie seien „nichts als" eine Sache. Das Schicksal des Embryos, *mit* dem experimentiert wird, spielt keine Rolle mehr. Es kommt nur auf den Erkenntnisgewinn an.

Ohne Zweifel sind der Geburt des ersten extrakorporal erzeugten Kindes zahlreiche Experimente *mit* menschlichen Embryonen vorausgegangen, bei denen diese nur erzeugt wurden, um die Möglichkeiten dieser Erzeugung und die ersten Stadien des Menschen zu erforschen, ohne daß irgendwelche Vorkehrungen für deren Weiterentwicklung getroffen worden wären. Solche Experimente sind, wenn man diesen Embryonen bereits die Qualität von Menschen zubilligt, ethisch nicht vertretbar. Die Tatsache, daß sie stattgefunden haben, belastet das Verfahren der extrakorporalen Befruchtung auch heute noch in einem moralischen Sinne. Diese Tatsache macht aber die Anwendung der extrakorporalen Befruchtung, worauf hier nicht weiter eingegangen werden soll, nicht ethisch unzulässig.

Heute wird gefordert, zur Verbesserung des Verfahrens der extrakorporalen Befruchtung weitere Experimente *mit* menschlichen Embryonen anzustellen, deren Schicksal im einzelnen dabei gleichgültig sein soll. Der Hinweis darauf, daß das Verfahren ohne die früheren Versuche gar nicht möglich gewesen wäre, soll dazu dienen, weitere Versuche zu rechtfertigen. Darüber hinaus wird die Möglichkeit gefordert, auch für andere „hochrangige“ medizinische Zwecke Versuche *mit* menschlichen Embryonen anstellen zu dürfen. Eine solche Option hat sich die Bundesärztekammer offengehalten, indem sie solche Experimente mit menschlichen Embryonen nur „grundsätzlich“ verurteilt hat, in begründeten Ausnahmefällen also ein Abweichen von der Regel zulassen will. Für eine solche Option treten auch die großen deutschen Organisationen ein, die die Forschung fördern, indem sie sich gegen ein staatliches Verbot der Embryonenforschung aussprechen. Das Problem ist zu dieser Zeit noch offen; ein Entwurf zu einem Embryonenschutzgesetz, den die Bundesregierung zur Diskussion vorgelegt hat, sieht vor, die extrakorporale Erzeugung menschlicher Embryonen zu anderen Zwecken als zur Übertragung zu verbieten, was das Verbot einer Erzeugung zu experimentellen Zwecken einschließt. An überzähligen Embryonen soll nur mit Genehmigung der zuständigen obersten Landesbehörde experimentiert werden dürfen.

Zur Zeit besteht in der Bundesrepublik Deutschland offenbar kein akutes Bedürfnis, Experimente mit menschlichen Embryonen anzustellen. Solche Experimente sind wohl auch von deutschen Forschern und in Deutschland nicht angestellt worden.

Dennoch ist ein künftiger Bedarf voraussehbar. Die Erforschung der Entstehung von Mißbildungen, die Erarbeitung verbesserter Methoden der Kontrazeption und des Frühestaborts, vielleicht auch Grundlagenforschung im weiteren Umkreis des Krebsproblems, schließlich auch die Benutzung embryonaler Zellen für die Therapie bestimmter Erkrankungen und am Ende noch die AIDS-Forschung stellen Versuchungen dar, menschliche Embryonen zweckdienlich zu machen.

Es ist vorauszusehen, daß in den nächsten Jahren Bilder leukämiekranker Kinder in den Zeitungen erscheinen mit dem Hinweis, daß diesen Kindern dann das Leben gerettet werden könne, wenn man nur die angeblich fälschlicherweise noch vorhandenen ethischen Schranken überwinden könne, die der Verwendung menschlicher Embryonen für eine Behandlung dieser Kinder entgegenstünden.

Die kommenden Auseinandersetzungen zwingen dazu, sehr sorgfältig zu prüfen, worum es eigentlich geht.

Es geht nicht nur um die Frage, wann der Mensch beginnt. Diese Frage ist nämlich nur in einem Sinnzusammenhang beantwortbar. Der Sinnzusammenhang, auf den es hier ankommt, ist nicht der biologische. Die Frage, wann der Mensch beginnt, muß vielmehr im Hinblick darauf beantwortet werden, ob und warum und wieweit er für andere Menschen verfügbar ist und darum des Schutzes bedarf.

Für den gläubigen Menschen ist die Antwort einfacher. Wenn jeder Mensch ein Geschöpf Gottes ist, ist er bereits wegen dieses unmittelbaren Bezuges zu Gott der menschlichen Verfügung entzogen.

In einer pluralistischen Gesellschaft müssen Unverfügbarkeit und Lebensschutz auf das Prinzip der Gleichberechtigung aller zurückgeführt werden. Wenn nämlich alle gleiche Rechte haben sollen, dann gebührt auch allen das grundlegendste Recht, nämlich das auf Leben. Die Erfahrung lehrt, daß man Töten immer dadurch ethisch akzeptabel zu machen suchte, daß man dem zu Tötenden durch Absprechen der Qualität Mensch (scheinbar) das Recht auf Leben nahm. So wurde den Feinden, den Juden (Untermenschen), Geisteskranken („leere Menschenhülsen“) und Sterbenden das Menschsein abgesprochen, um sie aus dem Kreis der zum Leben Berechtigten auszugrenzen. Gegen solche willkürlichen Ausgrenzungen gibt es nur die Möglichkeit, die Zugehörigkeit zu den vom Menschenrecht Geschützten an nicht manipulierbaren Fakten festzumachen. Dies gilt auch für Beginn und Ende des Lebens. Gedanklich setzt dies einen Zeitpunkt für den Beginn und das Ende des Lebens voraus und schließt ein allmähliches Entstehen und Vergehen aus. Die Annahme eines solchen Zeitpunktes ist aber, wenn man Regeln daran knüpfen will, erforderlich.

Auch die Festsetzung solcher Zeitpunkte kann bereits Ergebnis interessengelenkter Manipulationen sein. Wer den Wert des menschlichen Lebens im Bereich der Höchstwerte ansiedelt, wird sich auf den Streit, wann es nun „wirklich" beginnt, nicht einlassen können und statt dessen die Frage stellen, vor welchem Zeitpunkt mit Sicherheit noch nicht von einem neuen Menschen die Rede sein kann. Auf diese Weise wird er sich dem Lebensrecht gegenüber immer auf der sicheren Seite finden (Tutiorismus).

Die Frage, wann das Leben „wirklich" beginnt, kann die Biologie durchaus sicher beantworten. Die Frage muß nur richtig gestellt werden.

Falsch ist es, danach zu fragen, wann „artspezifisch menschliches Leben" beginnt. Solches Leben kommt jeder unbefruchteten Eizelle, jeder Samenzelle, jeder noch lebenden Blutzelle im Transfusionsblut, jeder Zellkultur aus menschlichen Zellen, dem Mutterkuchen, der aus kindlichen und mütterlichen Zellen besteht, und auch überlebenden Organen zu. Gefragt werden muß vielmehr nach dem Beginn des jeweils neuen Einzelwesens. Im menschlichen Bereich bedeutet dies die Frage, ob da nur „Etwas" oder bereits „Jemand" ist, also die Frage nach der Person.

Der Personbegriff ist in der philosophischen Tradition aber seit Boethius mit dem der Individualität verknüpft. Bei der Diskussion um die Frage, wann spätestens mit dem Beginn des Menschen zu rechnen sei (probabilistischer Ansatz), hat dies Verwirrung gestiftet. Man hat gemeint, Individualität, also Unteilbarkeit, sei das Gegenteil jener Teilbarkeit, die einen früheren Organismus in die Lage versetzt, sich zweizuteilen, also in zwei Zwillinge zu verwandeln (orthische Teilung). Erst der Verlust dieser Teilbarkeit lasse Unteilbarkeit, also Individualität und damit Person, möglich werden.

Diese Argumentation übersieht, daß der philosophische Individualitätsbegriff der griechischen Vorstellung vom Atom, d.h. der kleinsten, nicht mehr analytisch zertrennbaren Einheit, entspricht. Bei der Zwillingsbildung handelt es sich aber nicht um eine analytische Zertrennung, sondern vielmehr um einen dem Leben und Wachstum zugehörigen Vorgang, nämlich um Vermehrung. Die philosophische Individualität und der biologische Verlust der Fähigkeit zur Zwillingsbildung haben also nur das Wort gemeinsam, während die Bedeutungen in Philosophie und Biologie weit voneinander verschieden sind.

Ein weiterer Versuch, den Beginn des Menschen festzumachen, besteht darin, hierfür den Beginn der Anlage oder der Funktion des Gehirns zu benutzen. Dies liegt dann besonders nahe, wenn man das Ende der Funktion des Gehirns mit dem Tod des Menschen gleichsetzt. Dennoch muß der Versuch, den Beginn des Gehirns zeitlich festzulegen, ebenso fehlschlagen, wie der Versuch, den Zeitpunkt des Beginns des Menschen zu finden. Denn auch für die Bildung des Gehirns liegt ein genetisches Programm vor, dessen Umsetzung in die Wirklichkeit sich in den Anfangsstadien verhüllt.

Die Frage, wann der Mensch beginnt, ab wann also wirklich ein „Jemand" da ist, wird so nicht beantwortbar sein. Die Frage, ab wann spätestens mit einem „Jemand" zu rechnen ist (probabilistischer Ansatz), entspricht wegen des hohen Wertes des menschlichen Lebens nicht den ethischen Bedürfnissen. Diese verlangen vielmehr in einem tutioristischen Ansatz nach der Frage, wann frühestens mit einem „Jemand" gerechnet werden muß – oder noch besser: vor welchem Augenblick ein solcher „Jemand" sicher noch nicht existent ist.

Die letztere Frage kann von der Biologie durchaus beantwortet werden. Solange das genetische Programm noch nicht Realität geworden ist, aus dessen Auseinandersetzung mit der Umwelt der neue Mensch resultiert, kann nicht von einem „Jemand" gesprochen werden. Vor der Vereinigung von Ei- und Samenzelle, genauer vor der Vereinigung der Vorkerne, die diese beiden Zellen hervorbringen, ist jene Realität noch nicht vorhanden. Aus dieser negativen Aussage muß die Unverfügbarkeit auch des frühen menschlichen Embryos hergeleitet werden, wenn dem Menschen von seinem Beginn an Lebensschutz zugestanden werden soll und wenn dieser Lebensschutz dem Bereich der Höchstwerte zuzuordnen ist.

Dieser Lebensschutz ist eine Dokumentation jener friedlichen Gesinnung, aus der heraus Menschen ihre Konflikte nicht mit der Kraft des Stärkeren unter Anwendung von Gewalt zu lösen versprechen, sondern im Respekt voreinander und unter Anerkennung der Grundrechte. Der Verzweckung des Menschen kann auf diese Weise von Anfang an ein Riegel vorgeschoben werden, wenn man ihr überhaupt widersagt. Aus diesem Grunde werden die kommenden Entscheidungen über Versuche mit menschlichen Embryonen, also ihre Verwendung als Sachen, von grundlegender Bedeutung für die Friedensgesinnung der Entscheidenden sein.

Bei dieser Gelegenheit liegt der Gedanke nahe, die Frage zu prüfen, ob die technisch notwendige „als ob"-Versachlichung, die dem Verfahren innewohnt, auch mit Änderungen der Haltung der Menschen zu ihren Nachkommen zusammenhängt. Der Zusammenhang kann darin bestehen, daß solche Einstellungsänderungen die Anwendung der Technik möglich machen. Der Zusammenhang kann aber auch darin bestehen, daß die Anwendung der Technik Änderung von Haltungen begünstigt.

Die Instruktion der römischen Kongregation für die Glaubenslehre „Über die Achtung vor dem beginnenden menschlichen Leben und die Würde der Fortpflanzung" enthält dafür Hinweise. Sie hebt nämlich auf einen grundlegenden anthropologischen Unterschied zwischen „Produktion" und „Zeugung" ab. Dies ist ein Gesichtspunkt, der gegenüber der traditionellen katholischen Lehre neu ist. Gemeint sind die folgenden Passagen:

„Der Ursprung einer menschlichen Person ist . . . Ergebnis einer Schenkung. Der Empfangene . . . kann nicht als Produkt

eines Eingriffs medizinischer Techniken gewollt . . . werden."

Und weiter:

„Die homologe FIVET (= In-vitro-Befruchtung mit Embryo–Transfer) . . . errichtet eine Herrschaft der Technik über Ursprung und Bestimmung der menschlichen Person. Eine derartige Beziehung der Beherrschung widerspricht in sich selbst der Würde und der Gleichheit, die Eltern und Kindern gemeinsam sein muß."

Die Aussage, daß ein technisch erzeugtes Kind durch die Art seiner Erzeugung zum Produkt werde und darum zu seinen Eltern in einer Beziehung der Beherrschung stehe, ist in der kirchlichen Lehre neu. Sie wird als Behauptung aufgestellt und nicht näher erläutert.

Soweit ersichtlich, geht sie auf einen Text zurück, den die englischen katholischen Bischöfe durch ihren gemeinsamen bioethischen Ausschuß für das *Warnock-Committee* ausarbeiten ließen.

Dieser Text warnte vor einer langfristig zu erwartenden Veränderung von Haltungen, Erwartungen und sittlichen Verhaltensweisen der Menschen, wenn jener Produktionsmentalität bei der Erzeugung von Kindern durch verbreitete Einführung technischer oder technisch assistierter Zeugung Vorschub geleistet werde. Im einzelnen hieß es dazu:

Durch die technische Art seiner Erzeugung werde das Kind zu einem „Produkt des Machens". Solch ein Produkt stehe zu seinen Produzenten in einer Beziehung radikaler „Ungleichheit" und tiefer „Unterordnung". Darum werde ein in-vitro gezeugtes Kind in der Familie in einen anderen Status gedrängt als das natürlich entstandene. Als eine „Anschaffung", als „Produkt", unterliege es wie andere Anschaffungsgüter und Produkte auch der Qualitätskontrolle, dem Verbrauch und schließlich, wenn angebracht, dem Weggeworfenwerden.

Die durch die Produktionsmentalität bedingte Veränderung im menschlichen Zusammenleben befürchteten die englischen Bischöfe in erster Linie wohl nicht für die unmittelbar an künstlicher Befruchtung Beteiligten, also die Eltern, ihre Kinder oder die technischen Helfer, sondern vielmehr für die Gesamtheit der (wohl über die Medien) beteiligten Zeitgenossen. Diese, von den Mühen und Opfern der unmittelbar Beteiligten verschont, unterliegen dem Wahn technischer Machbarkeit natürlich leichter.

Dennoch erblickten sie auch für Eltern, die die beste Absicht hätten, ihrem etwa in-vitro erzeugten Kinde seinen rechten Status als Mensch und in der Familie zuzuerkennen, eine Gefahr: daß sie nämlich durch die technischen Vollzüge gleichsam von selbst in eine Haltung radikaler Beherrschung verfielen, die nicht wahrhaft elterlich sei.

Was ist von solchen Warnungen zu halten? Gibt es schon Erfahrungen, die sie rechtfertigen oder als unnötig erweisen?

Einstweilen weiß man sicher noch zuwenig darüber. Viel Gutes ließe sich über das Verhältnis der Eltern zu ihren extrakorporal erzeugten Kindern berichten; umgekehrt aber auch jenes – bisher unveröffentlichte – Beispiel radikaler Beherrschung des mit Mühen extrakorporal erzeugten Kindes, das seine Mutter im dritten Monat abtreiben ließ, weil sie nun meinte, der Mutterschaft seelisch doch nicht gewachsen zu sein. Eine generalisierbare Erfahrung an unmittelbar Beteiligten steht einfach noch aus.

Eher mag man die Produktionsmentalität bei den an künstlicher Befruchtung nicht unmittelbar beteiligten Menschen wachsen sehen; doch bleibt die Frage offen, ob dies die Akzeptanz der technisch assistierten Zeugung erleichtert hat oder ob umgekehrt das Wissen darum die Mentalität veränderte.

Doch lassen sich auch ohne Empirie – allerdings auf einer abstrakteren Ebene – gewisse Aussagen machen, die das Eltern-Kind-Verhältnis in Abhängigkeit vom Maß willkürlichen Eingreifens bei der Zeugung beleuchten:

Ein Elternpaar, das mit der geschlechtlichen Vereinigung einfach nur die mindeste Bedingung der Möglichkeit zur Zeugung eines Kindes setzt, überläßt es dem Zufall, *ob* ein

Kind und *was* für eines aus seinem Tun hervorgeht. Jedenfalls trifft es für das „Ob“ und das „Wie“ des etwaigen Kindes keine weiteren Bestimmungen, wenn dieses das zwar akzeptierte, aber doch mehr oder weniger unbeabsichtigte Resultat ihres anderweitig absichtsgeleiteten Handelns ist. Der Absichtslosigkeit im Hinblick auf das Kind folgt im Idealfall eine fraglose Annahme des Kindes. Diese Fraglosigkeit vermittelt dem Kind später jene sichere Geborgenheit, von der aus es in das Annehmen seiner selbst und seiner Existenz in der Welt und unter den Menschen hineinwachsen kann.

Je mehr nun das Handeln der Eltern im Hinblick auf die Zeugung des Kindes von Absichten geleitet ist und solche Absichten auch in entsprechender Weise verwirklicht werden, desto weniger wird die Entstehung und u. U. auch die Qualität des Kindes bei entsprechender Manipulation (z. B. sein Geschlecht) Zufallsfolge sein. Das Kind wird in zunehmendem Maße gemacht – wobei durchaus auch sein Nichtentstehen der Machbarkeit unterworfen werden kann, nämlich durch – wie auch immer geartete – Empfängnisregelung.

Je mehr aber nun die Bedingungen der Existenz und der Qualität des Kindes dem Bereich des Zufalls entrissen werden, desto mehr fällt auch das „Ob“ und das „Wie“ des Kindes unter die Verantwortung – und Herrschaft – seiner Eltern und gegebenenfalls derjenigen, die diesen technische Zeugungshilfe leisteten. Es entsteht mit zunehmend verwirklichten Absichten der Eltern eine zunehmende Fremdbestimmung des Kindes, und zwar in genau dem Maße, in dem seine Zufälligkeit vermindert wird. Im Extremfall wäre ein geklontes oder gar ein völliger genetischer Synthese entstammendes Kind maximal fremdbestimmt. Es würde nur in dem Maße von seinen Produzenten akzeptiert, in dem es deren Erwartungen (als Organspender, Minensucher oder Mozart, in jedem Falle als Sklave) entspräche, keinesfalls aber fraglos.

Wer immer sich nun aus der paradiesischen Absichtslosigkeit der Liebe, die das Kind als reines Geschenk annehmen darf, entfernt, etabliert mit seinen Zeugungsabsichten Herrschaft über das Kind. Je mehr das der Fall ist, desto größer ist die Gefahr, daß diese Absichten dem Selbstzweck, den wir jedem Menschen unterstellen und der wesentlicher Bestandteil seiner Würde ist, zuwiderlaufen. Im beschriebenen Extremfall dürfte dies unvermeidbar sein, wie *Hans Jonas* das darzulegen versucht hat.

Diese Überlegungen sollen erkennen lassen, daß mit jedem Planen zu erzeugender Menschen, und wenn es die Zeugung auch nur wenig aus einer paradiesischen Absichtslosigkeit herauslöst, deren Würde insofern gefährdet wird, als sie von vornherein Absichten unterworfen werden, die ihre Selbstzweckhaftigkeit vermindern können. Die Gefahr ist zwangsläufig, ihre Realisierung dagegen nicht unbedingt. Wieweit ihr durch Erkenntnis und Bemühung begegnet werden kann, bedarf der Erforschung. Grundsätzlich muß man den Menschen für fähig halten, durch seine Selbstmanipulation heraufbeschworene Gefahren erkennen und sich entsprechend einrichten zu können.

Etwas konkreter ausgesagt bedeutet das, daß ein gewisses Maß an Fremdbestimmung durch Planung bei der Erzeugung eines Kindes dann in Kauf genommen werden kann, wenn dadurch die Humanität der Bedingungen, unter denen das Kind ins Leben tritt, nicht leidet. Es bedarf dazu der Anstrengungen, die mit der Zeugungsabsicht gehegten Erwartungen von dem Augenblick an zurückzustellen, zu dem die Existenz des Kindes seine fraglose Annahme verlangt, besonders aber dann, wenn es etwa den Erwartungen nicht entsprechen sollte.

Damit ist noch keine grundsätzliche Überforderung des Menschen ausgesprochen. Eltern, die mit (aus katholischer Sicht) „natürlichen“ Verfahren ein Kind vermeiden wollen, sind schon immer gehalten, es dennoch ohne zu fragen zu akzeptieren, wenn es sich wunschwidrig einstellen sollte. Auch in diesem Fall darf eine (negative) Produktionsmentalität das Geschehen nicht beherrschen.

So sollte der neue Gedanke der Instruktion, daß Zeugungsmanipulationen das Kind zum Produkt machen, aufgegriffen und durchdacht werden, in dem Sinn nämlich, daß Planung des Kindes einer notwendigen fraglosen Annahme entgegensteht und daß diese Unvollkommenheit der Korrektur durch aktives Bemühen bedarf. Aus solcher Sicht bedürfte die Instruktion der Glaubenskongregation ebenso wie „Humanae vitae" der Ergänzung. Deren Ergebnis läßt sich keineswegs voraussagen. Es mag ja sein, daß die Kompensationsfähigkeit des Menschen für die angedeuteten Gefahren gering ist, so gering, daß allzu weite Entfernung aus dem Bereich des vorgegebenen Natürlichen, daß allzuviel Künstlichkeit und Technik ihn seiner humanen Fundamente berauben. Aber wieweit Verträglichkeit besteht, bedarf der vorausschauenden Prüfung aus der angedeuteten Sicht. Aus einer solchen Sicht begründet, werden dann aber auch Einschränkungen, die sich der Mensch auferlegen muß, sinnvoll und annehmbar.

Die Versachlichung des Embryos ist, aus dieser Sicht betrachtet, deshalb nicht nur eine mit dem Experimentieren mit Embryonen verbundene Erscheinung, sondern vielmehr auch eine Gefahr, die, wenn ihr nicht bewußt begegnet wird, ebenso die Anwendung der Technik extrakorporaler Befruchtung zur Überwindung der Sterilität bedroht.

Die Frage, ob man es bei dem menschlichen Embryo nur mit einem „Etwas" oder bereits mit einem „Jemand" zu tun hat, bleibt in jedem Fall für das Miteinanderleben der Menschen von grundlegender Bedeutung.

Rolf Keller

Die verbrauchende Forschung an Embryonen in verfassungsrechtlicher und strafrechtlicher Sicht

I. Einleitung

Nach mehrjährigem Tiefkühlschlaf sollen demnächst – so berichtete die *Stuttgarter Zeitung* am 9. Januar 1988 – im australischen Melbourne zwei „verwaiste" Embryonen aufgetaut und einer Ersatzmutter implantiert werden. Vor mehr als vier Jahren hatte der Fall dieser Embryonen für internationales Aufsehen gesorgt: Ein amerikanisches Ehepaar, das bereits 1980 in Melbourne an einem Programm zur In-vitro-Fertilisation, d.h. zur Reagenzglasbefruchtung, teilgenommen hatte, kam bei einem Flugzeugabsturz im November 1983 ums Leben. „Elternlos" zurück blieben in der Tiefkühltruhe der australischen Ärzte die beiden kryokonservierten Embryonen. Jetzt sollen die beiden „Frühwaisen" ein neues Ersatzelternpaar gefunden haben, bei dem die Frau keine Eizellen und der Mann keine intakten Spermien produzieren kann.

Dieser Sachverhalt zeigt die breite Palette der Probleme, die im Zusammenhang mit der Fortpflanzungstechnologie unserer Zeit entstanden sind und die ich nur im Stichwort nenne: In-vitro-Fertilisation als artifizieller Zeugungsvorgang, Kryokonservierung, Unmöglichkeit des Embryotransfers, also der Einpflanzung der vereinigten Keimzellen in die Gebärmutter der Frau, Ersatzmutterschaft usw. Ein weiteres kommt hinzu: Ginge es nämlich nach dem Willen einiger Forscher, so hätte es durchaus sein können, daß die beiden australischen Embryonen abermals im Reagenzglas gelandet wären, um dort mit ihrem Leben der Wissenschaft zu dienen.

Das Beispiel bildet zugleich die Brücke zu dem in diesem

Zusammenhang oft vorhandenen Phänomen der sog. „überzähligen Embryonen". Darunter versteht man Embryonen, die extrakorporal, also im Reagenzglas oder in der Petrischale erzeugt worden sind, ursprünglich auch zum Transfer bestimmt waren, dann jedoch nicht mehr gebraucht werden, z. B. weil bereits ein anderes befruchtetes Ei erfolgreich eine Schwangerschaft auslösend implantiert worden ist oder weil die Adressatin auf Dauer krank geworden oder gar vor dem Transfer verstorben ist.[1]

In Fällen dieser Art ist zwar noch der *Zufall* für das Entstehen überzähliger Embryonen oder – jetzt auf mein Thema bezogen – von embryonalem Forschungsmaterial kausal. Die Möglichkeit liegt jedoch nahe, den Bedarf der Wissenschaft an Embryonen dadurch zu befriedigen, daß sie *gewollt* ausschließlich zu Forschungszwecken, vielleicht sogar in großer Zahl, erzeugt werden.

Der gegenwärtig von Humanbiologen, Gynäkologen, Moraltheologen, Juristen und Politikern sowie von der Deutschen Forschungsgemeinschaft und der Max-Planck-Gesellschaft ausgetragene Streit um die Legitimation von Forschungsexperimenten mit menschlichen Embryonen zeigt folgendes: Nicht nur die therapeutische Hilfe ungewollt kinderloser Ehepaare ist die Triebfeder solcher Forschungsprojekte; andere Beweggründe dürften ausschlaggebend sein, von denen der Wunsch, mehr über die Entstehung menschlichen Lebens zu erfahren und das Geheimnis der Menschwerdung zu lüften, bei weitem nicht der verwerflichste ist.

Experimente an Embryonen – de facto schon vielfach durchgeführt – werfen nicht nur im ethischen, moralischen oder religiösen Bereich Fragen auf, sondern stellen auch die Rechtswissenschaft und die Rechtspolitik vor außerordentlich schwierige Probleme.

[1] Vgl. *meinen* Beitrag: Fortpflanzungstechnologie und Strafrecht, in: *Günther/Keller* (Hrsg.), Fortpflanzungsmedizin und Humangenetik – Strafrechtliche Schranken. Tübinger Beiträge zum Diskussionsentwurf eines Gesetzes zum Schutz von Embryonen, 1987 (im folgenden zitiert „Fortpflanzungsmedizin"), S. 193 ff (199).

Die Tatsache, daß uns von kompetenter Seite glaubwürdig versichert wird, daß in der Bundesrepublik Deutschland derzeit *keine* „embryonenverbrauchende" Forschung stattfinde und bislang stattgefunden habe, darf nicht darüber hinwegtäuschen, daß derartige Experimente weltweit seit längerem gang und gäbe sind. Die Fortschritte, die die Reproduktionsmedizin auf dem Gebiete der extrakorporalen Befruchtung und des Embryotransfers erzielt hat, können – wie sich leicht denken läßt – nicht ohne das „Experiment" ausgekommen sein, dem sicherlich eine erschreckend hohe Zahl an Embryonen – wo auch immer – geopfert wurde.

II. Die verfassungsrechtliche Beurteilung der verbrauchenden Forschung mit Embryonen

1. Art. 5 Abs. 3 Satz 1 des Grundgesetzes für die Bundesrepublik Deutschland (= GG) erklärt Wissenschaft, Forschung und Lehre für frei („Kunst und Wissenschaft, Forschung und Lehre sind frei"). Die darin enthaltene Wertentscheidung beruht auf der Schlüsselfunktion, die einer freien Wissenschaft sowohl für die Selbstverwirklichung des einzelnen als auch für die gesamtgesellschaftliche Entwicklung zukommt.[2] Eine erste Frage, die es zu beantworten gilt, lautet: Handelt es sich überhaupt um Forschung, wenn ihre Methodik auf die Zerstörung menschlichen Lebens gerichtet ist? Sie müßte verneint werden, wenn der Forschungsbegriff bereits *ethisch limitiert* wäre, d.h., wenn die Forschung im Sinne des Art. 5 Abs. 3 GG auf das „Erlaubte" schlechthin begrenzt wäre.[3] Damit würde es möglich, bestimmte Lebenssachverhalte, die sittenwidrig sind, von vornherein aus dem Begriff der Forschung auszuklammern.

[2] BVerfGE 47, 327, 368.

[3] Vgl. dazu *Graf Vitzthum*, Das Verfassungsrecht vor der Herausforderung von Gentechnologie und Reproduktionsmedizin, in: *Braun/Mieth/Steigleder* (Hrsg.), Ethische und rechtliche Fragen der Gentechnologie und Reproduktionsmedizin, Bd. 13 der Reihe „Gentechnologie – Chancen und Risiken", 1987, S. 261 ff (275).

Vorsicht ist jedoch geboten! So einfach macht es uns das Verfassungsrecht nicht! Als *Wissenschaft und als wissenschaftliche Tätigkeit* hat das Bundesverfassungsgericht[4] alles angesehen, „was nach Inhalt und Form als ernsthafter planmäßiger Versuch zur Ermittlung der Wahrheit anzusehen ist". Danach können die „menschenverbrauchenden" Experimente unter der NS-Gewaltherrschaft schon deshalb nicht mehr als wissenschaftliche Tätigkeit angesehen werden, weil es dabei nach Inhalt und Form nicht mehr um den ernsthaften und planmäßigen Versuch zur Ermittlung der Wahrheit,[5] sondern um blanke Vernichtung ging. Ein immer aufs Neue schockierendes Beispiel sind in ihrer menschenverachtenden Weise die sogenannten „Eiswasserversuche", bei denen man Menschen ins eisige Wasser warf, nur um festzustellen, wie lange es dauert, bis der Tod eintritt. Die qualvolle Prozedur dauerte in den berichteten Fällen zum Teil bis zu drei Stunden; die Opfer waren ohne die geringste Chance![6]

Das Grundgesetz faßt unter dem Begriff „Wissenschaft" die beiden Betätigungsfelder „Forschung" und „Lehre" zusammen. Forschung bedeutet dabei „das methodenkritische Streben nach neuen Erkenntnissen",[7] Lehre wird als Verbreitung des Erkannten oder als Verkündung eigener Forschungsergebnisse verstanden.

2. Das Grundrecht der Wissenschaftsfreiheit in Art. 5 Abs. 3 GG garantiert die forschende, wissenschaftliche Arbeit in grundsätzlich unbeschränkter Weise. Das bedeutet: Die Forschung ist nach Fragestellung, Gegenstand, Methode und Anwendung grundsätzlich frei.

Während die Lehrfreiheit durch die *Verfassungstreue* begrenzt wird, ist die Forschungsfreiheit nach dem Wortlaut

[4] BVerfGE 35, 79, 113.

[5] *Leibholz/Rinck/Hesselberger,* Grundgesetz für die Bundesrepublik Deutschland, 6. Aufl. 1986, Art. 5 Anm. 18, S. 253.

[6] Vgl. *Streim,* Sowjetische Gefangene in Hitlers Vernichtungskrieg, 1982.

[7] *Küchenhoff,* Das Grundgesetz und die Hochschulreform, DöV 1964, 601 ff (603).

des Art. 5 Abs. 3 GG *unbeschränkt* gewährleistet. Der Sinn der Treueklausel ist von *Carlo Schmid* im Parlamentarischen Rat dahin umschrieben worden, es solle verhindert werden, daß unter dem Vorwand einer wissenschaftlichen Kritik vom Katheder aus hinterhältige Politik betrieben werde, die die Demokratie und ihre Einrichtungen nicht kritisiere, sondern verächtlich mache; dies sei eine Warnung an alle diejenigen, die es versuchen sollten, die Demokratie „wissenschaftlich zu unterlaufen".[8]

Da demgegenüber die Forschungsfreiheit nicht einmal durch das Gebot der Treue zur Verfassung eingeschränkt zu sein scheint, fragt es sich, ob verfassungsrechtlich der Forschung *überhaupt Grenzen gesetzt werden können.*

Ausgehend von Art. 5 Abs. 3 GG ist die Wissenschaftsfreiheit textmäßig als *schrankenfreies* Grundrecht ausgewiesen. Dennoch besteht das Grundrecht dieser Verfassungsbestimmung *nicht in absolut schrankenfreier Form.* Die Wissenschaftsfreiheit wird vielmehr durch die sog. *verfassungsimmanenten* Schranken *anderer Grundrechte* und *anderer Verfassungswerte* (z.B. dem Schutze des Bestandes der Bundesrepublik Deutschland oder der freiheitlichen demokratischen Grundordnung) begrenzt.[9]

Da Konflikte mit anderen verfassungsrechtlich geschützten Werten, z.B. auch mit der Menschenwürde des Art. 1 GG („Die Würde des Menschen ist unantastbar. Sie zu achten und zu schützen ist Verpflichtung aller staatlichen Gewalt") und dem Persönlichkeitsschutz nach Art. 2 Abs. 1 GG („Jeder hat das Recht auf die freie Entfaltung seiner Persönlichkeit, soweit er nicht die Rechte anderer verletzt und nicht gegen die verfassungsmäßige Ordnung oder das Sittengesetz verstößt") eintreten können, ist ein solcher Konflikt „nach Maßgabe der grundgesetzlichen Wertordnung und unter Be-

[8] *V. Doemming/Füsslein/Matz,* Entstehungsgeschichte der Artikel des Grundgesetzes, JöR N.F. 1 (1951), S. 92.

[9] Vgl. dazu *Maunz/Dürig/Herzog/Scholz,* Kommentar zum Grundgesetz (Stand 1987), Art. 5 Abs. 3, RNr. 183 ff.

rücksichtigung der Einheit dieses grundlegenden Wertsystems durch Verfassungsauslegung zu lösen".[10] Hieraus ergibt sich für die Wissenschaftsfreiheit, daß sie dort ihre *Schranken* findet, wo Grundrechte anderer verletzt werden. Das bedeutet, daß es verfassungsrechtlich keine Forschung „um jeden Preis" geben kann. Vielmehr hat der Forscher von seinem Vorhaben zurückzutreten oder die Forschung in dem betreffenden Bereich ganz zu unterlassen, wenn dadurch verfassungsmäßig geschützte Interessen anderer oder der Allgemeinheit in unverhältnismäßigem Grad beeinträchtigt werden.

Wir kommen zu folgendem *Zwischenergebnis:* Auch die Wissenschaftsfreiheit unterliegt – wenn auch ungeschrieben und nur durch Auslegung zu ermitteln – einem Verfassungsvorbehalt und damit einer Schranke: Gleichrangige oder höherrangige Verfassungswerte ziehen die Grenze des Freiheitsrechts für den Wissenschaftler und Forscher.

Die juristische Frage, wie zwischen dieser Forschungsfreiheit einerseits und möglichen kollidierenden anderen verfassungsrechtlichen Schutzgütern zu entscheiden ist, führt uns namentlich zu den Prinzipien des Schutzes der Menschenwürde in Art. 1 Abs. 1 GG und des Schutzes von Leben und körperlicher Unversehrtheit nach Art. 2 Abs. 2 Satz 1 GG („Jeder hat das Recht auf Leben und körperliche Unversehrtheit"), wobei das Grundrecht aus Art. 2 Abs. 2 GG als das *speziellere* Vorrang vor der „allgemeinen" Garantie der Menschenwürde hat.[11]

3. Die verfassungsrechtlich unabänderbar gewährte *Garantie der Würde des Menschen* (Art. 1 Abs. 1 GG) und das *Grundrecht auf Leben* (Art. 2 Abs. 2 GG), die die Forschungsfreiheit mit Embryonen in deren frühestem Entwicklungsstadium begrenzen könnten, setzen zunächst voraus, daß *menschliches Leben* bereits *mit der Verschmelzung von Ei-*

[10] BVerfGE 30, 173, 193 (für die Kunstfreiheit).

[11] Vgl. dazu *Graf Vitzthum,* Rechtspolitik als Verfassungvollzug?, in: Fortpflanzungsmedizin, a.a.O. (Anm. 1), S. 61 (71).

und Samenzelle beginnt. Wann *spätestens* menschliches Leben vorhanden ist, steht nach einer zentralen Aussage des Bundesverfassungsgerichts (BVerfGE 39, 1, 37) fest: „Leben" – so heißt es dort – „im Sinne der geschichtlichen Existenz eines menschlichen Individuums besteht nach gesicherter biologisch-physiologischer Erkenntnis *jedenfalls* vom 14. Tag nach der Empfängnis (Nidation, Individuation) an."[12] Die Formulierung „Leben... besteht... jedenfalls vom 14. Tage nach der Empfängnis... an" weist jedoch sehr klar darauf hin, daß ein früherer Lebensbeginn von Verfassungs wegen nicht ausgeschlossen ist.

a) Es besteht ein breiter Konsens darüber, daß *menschliches Leben* bereits in dem früheren Zeitpunkt der Verschmelzung von Ei- und Samenzelle beginnt: Naturwissenschaftler, Theologen, Juristen und Politiker sind sich über diese grundlegende Aussage zunehmend einig geworden.[13] Demgegenüber wird die Frage, ob zu diesem Zeitpunkt *„nur" artspezifisches* oder bereits *individuelles menschliches Leben,* d.h. „menschliches Leben im Sinne der geschichtlichen Existenz eines menschlichen Individuums"[14] besteht, nicht selten offengelassen. Gerechtfertigt wird dies mit dem Hinweis, daß es darauf nicht ankomme, denn selbst wer der Ansicht sei, daß der Embryo im Frühstadium seiner Entwicklung – also vor der 14-Tage-Grenze – noch nicht Grundrechtsträger sei, werde nicht leugnen können, daß es sich bei der durch den Samen eines Mannes befruchteten Eizelle einer Frau um artspezifisch menschliches und damit nicht etwa um rein vegetatives Leben handle, dem als Entwicklungsform eines menschlichen Subjekts bereits ein schutzwürdiger Status zukomme und das demzufolge nicht zum *Objekt willkürlicher Manipulationen* gemacht werden dürfe.

[12] BVerfGE 39, 1, 37.

[13] Vgl. dazu und zum folgenden *meinen* Beitrag: Beginn und Stufungen des strafrechtlichen Lebensschutzes, in: Fortpflanzungsmedizin, S. 111 ff (112 ff).

[14] BVerfGE 39, 1, 37.

b) Für die Grenzziehung zwischen „Noch-nicht-Leben“ und „Lebendig-Sein“ als körperlicher Daseinsform des Menschen kann folgendes bedacht werden: In der männlichen Samen- und der weiblichen Eizelle ist das Bild des künftigen Menschen mit allen seinen Eigenschaften und Möglichkeiten noch nicht angelegt, denn beide Gameten enthalten jeweils nur den halben Chromosomensatz und den halben Gen-Bestand einer menschlichen Körperzelle. Die Verschmelzung von Ei- und Samenzelle bewirkt eine Komplettierung, mit der *einzigartiges*, neues Leben – auch schon in seiner Individualität geprägt – entstanden ist. Mit der Zellvereinigung steht das *„genetische Programm“* fest, das diesen Menschen weitgehend ausmacht und in dem die künftigen Erscheinungen wie Nidation, Gehirnstromtätigkeit oder Beseelung bereits mitangelegt sind.[15] Der Biologe *Hermann Staudinger* soll einmal für die Gesamtheit aller Lebewesen berechnet haben, daß sich das durch die Vereinigung von Ei- und Samenzelle mit eigenem genetischem Aufbau und spezifischem eigenem Eiweiß gebildete neue Lebewesen von jedem anderen Lebewesen, das es bisher gab und noch möglicherweise geben wird, in seiner Spezifität *unterscheidet*.[16] *Graf Vitzthum*, der Tübinger Verfassungsrechtler, hat es folgendermaßen formuliert: „Die Personwerdung ist zwar ein Prozeß; vom Moment der Empfängnis bzw. Befruchtung an ist indes erbbiologisch betrachtet ‚schon alles da‘. Soweit der Mensch durch seine Erbanlagen bestimmt ist, entsteht die einmalige individuelle Kombination mit der Zeugung.“[17] An anderer Stelle schreibt *Graf Vitzthum:* „Bereits mit der Verschmelzung von

[15] *Herzog*, Die Menschenwürde als Maßstab der Rechtspolitik, in: *Seesing* (Hrsg.), Technologischer Fortschritt und menschliches Leben – Teil 1: Rechtspolitische Grundsätze von CDU und CSU zur Fortpflanzungsmedizin, 1987, Bd. 11 der Reihe „Gentechnologie – Chancen und Risiken“, S. 27.

[16] Zitiert nach *von Lutterotti*, Schutz des menschlichen Lebens an seinem Beginn und seinem Ende im Bereich von Naturwissenschaft und Medizin, in: *Marré/Stüting*, (Hrsg.), Essener Gespräche zum Thema Staat und Kirche, Bd. 22, 1988, S. 12 ff (13).

[17] Menschenwürde und Humangenetik, Referat gehalten auf den Tagungen der Evangelischen Akademie Mülheim/Ruhr am 15./17. 11. 1985 bzw. der Johanniter-Arbeitsgemeinschaft für Gegenwartsfragen am 12./13. 4. 1986.

Ei- und Samenzelle entsteht etwas vorher nie Dagewesenes."[18]

4. Nach dieser Meinung, wonach die Verschmelzung von Ei- und Samenzelle den Beginn einmaligen menschlichen Lebens markiert, der bei der In-vitro-Fertilisation sogar sekundengenau bestimmbar und sichtbar ist, ergeben sich für die uns interessierende Frage, ob Forschungsfreiheit durch höher- oder wenigstens gleichrangige verfassungsrechtliche Garantien beim experimentellen, verbrauchenden Umgang mit Embryonen begrenzt wird, folgende Konsequenzen:

a) Da dem befruchteten weiblichen Ei bereits vor der Nidation menschliches Lebens innewohnt, steht ihm schon im embryonalen Frühstadium das spezielle *Grundrecht auf Leben* nach Art. 2 Abs. 2 Satz 1 GG zu. Auch die Forschung an Frühestformen menschlichen Lebens muß sich daher zunächst an Art. 2 Abs. 2 GG messen lassen. Dabei ist zu beachten, daß die verfassungsrechtliche Garantie des Lebens trotz ihres fundamentalen Charakters mit einem *Gesetzesvorbehalt* versehen ist. Der Staat ist also von Verfassungs wegen *nicht* gehalten, dem Leben *absoluten Vorrang* einzuräumen. Wir sehen, daß der Lebensschutz nach unserem geltenden Recht nur *relativ* ist, am besten am Beispiel der *Notwehr:* Notwehr gegen einen rechtswidrigen Angriff, der noch nicht einmal gegen das eigene Leben oder das Leben Dritter gerichtet sein muß, sondern gegen Rechtsgüter von niedrigerem Wert – z.B. gegen das Eigentum – gerichtet ist, rechtfertigt unter bestimmten Voraussetzungen die Tötung des Angreifers! Der alte Satz „Recht braucht dem Unrecht nicht zu weichen" nimmt also bewußt menschliches Leben *nicht* aus.[19]

Um die Kollision von Forschungsfreiheit und Lebensschutz nach Art. 2 Abs. 2 GG zu vermeiden, wäre es also denkbar, ein *Gesetz* zu schaffen, das den Lebensschutz von Embryonen zu Forschungszwecken einschränkt. Dieses Ge-

[18] Gentechnologie und Menschenwürdeargument, ZRP 1987, 33, 35.
[19] Vgl. dazu *Keller,* Beginn und Stufungen des strafrechtlichen Lebensschutzes, in: Fortpflanzungsmedizin, a.a.O. (Anm. 1), S. 111 ff (119 ff).

setz müßte allerdings den *Grundsatz der Verhältnismäßigkeit* berücksichtigen. Könnten z. B. Tierversuche zu gleichwertigen Erkenntnisfortschritten führen oder sollten die „verbrauchenden" Versuche etwa nur der Verbesserung der Methode der Empfängnisverhütung dienen, so wäre die verbrauchende Embryonenforschung *nicht erforderlich* und daher nicht in Einklang mit dem Lebensschutz.[20] Aus der Perspektive der Entscheidung des Bundesverfassungsgerichts, in der die Fristenregelung für verfassungswidrig erklärt worden ist, bestünde in solchen Fällen unter Umständen sogar eine Pflicht des Staates, Mißbräuchen gegen den Lebensschutz durch *strafrechtliche Sanktionen* zu begegnen.[21]

Nur dann, wenn sich die Forschung an menschlichen Embryonen als zur Erhaltung von Leben und Gesundheit Dritter *geeignet* und *notwendig* darstellt, ist der problematische Fall der Grundrechtskollision mit der Forschungsfreiheit gegeben. Gewiß, *ein* menschliches Leben darf nicht zur Rettung eines *anderen* eingesetzt werden. In den Fristen, die das Strafgesetzbuch für den Schwangerschaftsabbruch im einzelnen vorsieht, kommt ein auf das *Strafrecht* und nur darauf bezogener „gestufter" Schutz des Lebens zum Ausdruck.[21] Nach der Fristenregelungs-Entscheidung des Bundesverfassungsgerichts sind gewisse strafrechtliche Stufungen des Schutzes hinnehmbar. Dies kann auch für die Phase *vor der Nidation* zulässig sein, soweit die Stufung an die besonderen Bedingungen der Entwicklung des Embryos anknüpft. Ein subjektives Recht, d. h. ein Anspruch des Embryos im Sinne eines *Rechts auf Geburt,* besteht demgegenüber nicht.[22]

b) Der Lebenssachverhalt „Embryonenforschung" wird aber nicht nur von Art. 2 Abs. 2 GG, der Lebensgarantie, bestimmt. In dem Umfang, in dem sie Bedingungen menschen-

[20] BVerfGE 39, 1, 46 f.

[21] Vgl. *meinen* Beitrag: Beginn und Stufungen des strafrechtlichen Lebensschutzes, in: Fortpflanzungsmedizin, S. 120 ff.

[22] *Graf Vitzthum,* Rechtspolitik als Verfassungsvollzug?, in: Fortpflanzungsmedizin, S. 72, und dort insbesondere Anm. 57.

würdiger Existenz sind, werden Leben und körperliche Unversehrtheit vielmehr auch von Art. 1 Abs. 1 GG, dem Menschenwürdeschutz, garantiert.

Die Würdegarantie wäre nach einer breiten Meinung, die insbesondere von *Graf Vitzthum* begründet wurde,[23] verletzt, wenn frühmenschliches Leben generell zur Disposition gestellt würde. Bei der Anwendung des Art. 1 Abs. 1 GG geht es immer darum, ob der grundsätzliche Achtungsanspruch des Menschen *im konkreten Einzelfall* negiert wird. Die fraglichen Experimente, die zur Vernichtung von Embryonen führen, dienen – selbst im Falle höchstwertiger Forschungsziele, z. B. der Bekämpfung von AIDS oder Krebs – *fremdem* Leben. Zu dessen Gunsten wird mit den Embryonen spezifisch menschliches Leben geopfert. Damit dient der betroffene Embryo als *Objekt;*[24] „denn wenn irgendwo menschliches Leben zum reinen Objekt erniedrigt wird, so dort, wo bereits mit seiner Erzeugung zugleich auch seine Vernichtung beabsichtigt und damit die Chance seiner Menschwerdung von vornherein ausgeschlossen ist".[25] Wird aber der Mensch *zum Objekt degradiert, so liegt ein Verstoß gegen Art. 1 GG vor.*[26]

Trotzdem ist eine letzte Klarheit in dieser heiklen Frage, ob ein ausnahmsloses Verbot jeglicher „verbrauchenden" Embryonenforschung zwingend ist, noch nicht gewonnen.

Eine abweichende Meinung[27] hält es zumindest für denk-

[23] Ebd., S. 73. A. A. mit beachtlichen Argumenten *Fechner,* Nachträge zu einer Abhandlung über Menschenwürde und generative Forschung und Technik, in: Fortpflanzungsmedizin, S. 37 ff (53 ff).

[24] Zur „Objektformel", die zur Klärung der Frage, was „Menschenwürde" in Art. 1 GG bedeutet, von *Dürig* entwickelt wurde und allgemeine Anerkennung gefunden hat, vgl. *Maunz/Dürig/Herzog/Scholz,* a. a. O. (Anm. 9), Art. 1 Abs. 1, RNr. 28.

[25] *Eser,* Forschung mit Embryonen in rechtsvergleichender und rechtspolitischer Sicht, in: Fortpflanzungsmedizin, 263 ff (288 f).

[26] *Maunz/Dürig/Herzog/Scholz,* a. a. O. (Anm. 9), Art. 1 Abs. 1, RNr. 28; vgl. ferner BVerfGE 27, 1, 6; 45, 187, 228; 50, 166, 175.

[27] *Benda,* Bericht über die interministerielle Kommission „In-vitro-Fertilisation, Genom-Analyse und Gentransfer", in: *Lukes/Scholz,* Rechtsfragen der Gentechnologie, 1986, S. 66; *Fechner,* Nachträge zu einer Abhandlung über Menschenwürde und generative Forschung und Technik, in: Fortpflanzungsmedizin, S. 37 ff (53 ff); Bundesarbeitskreis Christlich-Demokratischer Juristen (BACDJ), Leitsätze zu rechtsethischen und rechtspolitischen Fragen der Fortpflanzungsmedizin vom 15. 1. 1986 (Leitsatz 4), in:

bar, daß eine verbrauchende Forschung mit unbeabsichtigt entstandenen „überzähligen“ Embryonen dann durchgeführt werden darf, wenn die Embryonen sonst ohnehin zum Absterben verurteilt wären, also keine Überlebenschance hätten, und wenn die Forschung zur Erzielung klar definierter, hochrangiger medizinischer Erkenntnisse betrieben würde und damit in entscheidender Weise dem Leben anderer Menschen dienen könnte.[28] In diese Richtung zielt auch der Versuch von *Püttner*,[29] der z. B. vorschlägt, „zu ermitteln, ob für die konkrete Forschung eine Rechtfertigung auch unter dem Leitgedanken der Wahrung der Menschenwürde zu finden ist“. *Graf Vitzthum* hält diesen Gedanken zwar für erwägenswert, meint demgegenüber jedoch, daß abstrakte „hochrangige Forschungsinteressen“ oder gar das Interesse der Allgemeinheit an der Grundlagenforschung nicht ausreichen, um die „verbrauchende“ Forschung an menschlichen Embryonen zu rechtfertigen.[30]

III. Strafrecht und embryonenverbrauchende Forschung

„Die grundsätzliche Tabuisierung des menschlichen Lebens“ – so formuliert es *Günther*[31] – „schiebt seiner quantitativen oder qualitativen Taxierung und seiner utilitaristischen Saldierung mit rivalisierenden Interessen aus guten Gründen einen Riegel vor. Zu ihnen gehört, a priori der *Gefahr eines*

Seesing (Hrsg.), Technologischer Fortschritt, a. a. O. (Anm. 15), S. 90. – Vgl. auch: Forschungs-Objekt Mensch: Zwischen Hilfe und Manipulation. Sozialdemokratische Vorschläge zur Lösung von Problemen der Unfruchtbarkeit und der Anwendung gentechnologischer Methoden beim Menschen, Politisch-Aktuelle Information der Sozialdemokratischen Partei Deutschlands, Nr. 9, Oktober 1985, Ziff. 9,4.

28 Zum internationalen Vergleich bietet der Aufsatz von *Eser*, Forschung mit Embryonen in rechtsvergleichender und rechtspolitischer Sicht, in: Fortpflanzungsmedizin, a. a. O. (Anm. 1), S. 263 ff (insbesondere S. 287 ff) einen hervorragenden und aktuellen Überblick.

29 Forschungsfreiheit und Embryonenschutz, in: Fortpflanzungsmedizin, S. 79 ff.

30 Rechtspolitik als Verfassungsvollzug, in: Fortpflanzungsmedizin, S. 75.

31 Strafrechtlicher Schutz des menschlichen Embryos über §§ 218 ff StGB hinaus?, in: Fortpflanzungsmedizin, S. 137 ff (168).

Dammbruchs zu wehren. Ein solches *obsta principiis* gilt es auch in der Diskussion über embryonenverbrauchende Forschung zu bedenken. Jedes zur Differenzierung herangezogene Kriterium, z. B. Begrenzung der Forschung auf Embryonen mit bis zu einem der natürlichen Nidation entsprechenden Entwicklungsstadium, Hochwertigkeit des Forschungsziels u. a., bleibt stets anfechtbar oder dehnbar. Wenn das moribunde menschliche Leben zu Beginn menschlicher Existenz Forschungszwecken untergeordnet werden darf, warum nicht auch das Leben des sterbenden Menschen? Gibt man überzählige Embryonen erst einmal unter strengen, gleichwohl vor mißbräuchlicher Ausnutzung... nicht gefeiten Kautelen frei, könnte sich schon aus Praktikabilitätsgründen alsbald das Bedürfnis nach ‚notwendigen' weiteren pragmatischen Schritten zur ‚Freigabe' menschlicher Embryonen erweisen. Die Entwicklung gewönne eine Eigendynamik, die sich nicht mehr steuern läßt. Diese rechtlichen und rechtspolitischen Erwägungen sprechen eher für ein zunächst befristetes, die weitere naturwissenschaftliche Entwicklung abwartendes, angesichts des hohen Rangs des menschlichen Lebens jedoch strafrechtlich abzusicherndes Forschungsmoratorium."

Damit kommen wir zur letzten Frage, nämlich *ob das Verbot* – unabhängig davon, ob es sich um ein verfassungsrechtlich gebotenes „Totalverbot" oder um ein Verbot mit engen Ausnahmen handelt – *mit Hilfe des Strafrechts gesichert werden muß.*

1. Von den denkbaren Maßnahmen, die notwendig sein können, um ein Rechtsgut durch staatliche Gebote oder Verbote zu schützen, bildet das Strafrecht die *ultima ratio.* Nicht jedes Verbot darf durch das Strafrecht sanktioniert werden: Strafvorschriften sind „nach dem das ganze öffentliche Recht einschließlich des Verfassungsrechts beherrschenden rechtsstaatlichen Prinzip der Verhältnismäßigkeit"[32] nur dort ge-

[32] BVerfGE 39, 1, 47.

rechtfertigt, wo weniger einschneidende Maßnahmen – z. B. des bürgerlichen Rechts, des Gesundheitsrechts, des ärztlichen Standesrechts usw. – für einen effektiven Rechtsgüterschutz nicht ausreichen. Die *Begrenzung der Strafgewalt* des Staates bildet gerade bei neu auftretenden Sanktionsbedürfnissen den heiklen Prüfstein einer verantwortungsbewußten und nach Ausgewogenheit strebenden Rechtspolitik.[33]

Ob der Gesetzgeber das Strafrecht einsetzt, wozu er nur ausnahmsweise *verpflichtet* ist, oder ob er es nicht tut, ändert nichts daran, daß er vom Schutzgut aus gesehen zum Einsatz des Strafrechts legitimiert wäre. Dies gilt uneingeschränkt für den Schutz von Leben und körperlicher Integrität des Embryos. Manipulationen, die zur Vernichtung des menschlichen Lebens auch in seiner Frühphase oder zu Schädigungen mit postnatalen Auswirkungen führen können, verletzen das Rechtsgut.[34]

Weitere Kriterien für den Einsatz des Strafrechts sind die *Erforderlichkeit* des Strafrechtsschutzes, d. h. die Feststellung, daß der Schutz des Rechtsguts, in unserem Falle also das Leben des Embryos, nicht mit weniger einschneidenden Mitteln und nicht mit gleicher Wirksamkeit gewährleistet werden kann, und die *Geeignetheit* des Strafrechts für diese Schutzfunktion. Daran würde es z. B. fehlen, wenn die Strafsanktion für den Embryo mehr Schaden als Nutzen brächte.[35]

2. Der Bundesrat hat in seiner Entschließung zur extrakorporalen Befruchtung vom 16. 5. 1986 auf Initiativen der Länder Baden-Württemberg und Bayern diese Fragen *bejaht*. Es heißt dort wörtlich: „Zu experimentellen Zwecken darf

[33] Vgl. zu den *allgemeinen legislatorischen Kriminalisierungsparametern* die grundlegenden Arbeiten von *Günther*, Die Genese eines Straftatbestandes – Eine Einführung in Fragen der Strafgesetzgebungslehre, JuS 1978, 8; *ders.*, Strafrechtlicher Schutz des menschlichen Embryos über §§ 218 ff StGB hinaus?, in: Fortpflanzungsmedizin, S. 139 ff; *ders.*, Der Diskussionsentwurf eines Gesetzes zum Schutz von Embryonen, GA 1987, S. 433 ff (435 ff).

[34] *Günther*, Der Diskussionsentwurf eines Gesetzes zum Schutz von Embryonen, GA 1987, S. 435 ff.

[35] *Günther*, ebd. S. 437.

menschliches Leben nicht geschaffen werden. Verbrauchende wissenschaftliche Experimente an menschlichen Embryonen sind abzulehnen. Um Befruchtungen und Experimenten entgegenzuwirken, die diesen Grundsätzen widersprechen, sind Strafvorschriften in Betracht zu ziehen."[36]

3. Der vom Bundesminister der Justiz im April 1986 vorgelegte „Diskussionsentwurf eines Gesetzes zum Schutz von Embryonen" trägt dem nicht genügend Rechnung.[37]

a) Soweit der Entwurf in seinem § 2 Abs. 1 Nr. 2 denjenigen unter Strafandrohung stellt, der bewirkt, daß sich ein menschlicher Embryo extrakorporal über das Stadium hinaus entwickelt, das dieser im Fall natürlicher Befruchtung mit Abschluß der Einnistung in der Gebärmutter der Frau erreicht haben würde, soll die extrakorporale Entwicklung der Embryonen zu Forschungszwecken nur bei Überschreitung einer 14-Tage-Grenze, gerechnet ab Vornahme der künstlichen Befruchtung, strafrechtlich verboten sein. Diese weit gedehnte Frist ist *nicht vertretbar.* Zwar würde der Bundesgesetzgeber damit eine Grenzziehung vornehmen, die auf Vorbilder im Bereich anderer europäischer Staaten verweisen könnte. Jedoch würde es das Strafrecht damit auch hinnehmen, daß Embryonen weit über den Zeitpunkt hinaus, zu dem ein Embryotransfer noch möglich ist, extrakorporal entwickelt werden.

b) Abzulehnen ist insbesondere aber auch § 2 Abs. 2 des Diskussionsentwurfs. Hier sieht der Entwurf nämlich die

[36] BR-Drs. 210/86 (Beschluß). – Vgl. dazu *Keller,* Fortpflanzungstechnologie und Strafrecht, in: Fortpflanzungsmedizin, a. a. O. (Anm. 1), S. 197 ff.

[37] Siehe Anhang unten S. 105 ff. – Vgl. dazu und zum folgenden *meinen* Beitrag: Fortpflanzungstechnologie und Strafrecht, in: Fortpflanzungsmedizin, S. 200 f. Vgl. ferner die kritischen Auseinandersetzungen mit den im Diskussionsentwurf eines Gesetzes zum Schutz von Embryonen vorgesehenen Regelungen zur Embryonenforschung von *Günther,* Strafrechtlicher Schutz des menschlichen Embryos über §§ 218 StGB hinaus?, in: Fortpflanzungsmedizin, S. 164 ff; *ders.,* Der Diskussionsentwurf eines Gesetzes zum Schutz von Embryonen, GA 1987, S. 449 ff; *Eser,* Forschung mit Embryonen in rechtsvergleichender und rechtspolitischer Sicht, in: Fortpflanzungsmedizin, S. 269 ff; *Rössner,* Der Rückzug des Strafrechts auf das „Formale" – Verwaltungsakzessorietät des strafrechtlichen Embryonenschutzes?, in: Fortpflanzungsmedizin, S. 247 ff (249 ff).

Möglichkeit vor, daß die zuständige oberste Landesbehörde die Genehmigung erteilt, „einen extrakorporal erzeugten menschlichen Embryo für Experimente oder einen anderen Zweck als den seiner Übertragung“ zu verwenden. Es ist weder einsichtig noch verantwortbar, daß es der Verwaltung überlassen werden soll, verbrauchende wissenschaftliche Experimente an menschlichen Embryonen oder eine ähnliche Nutzbarmachung durch die Versagung einer auf den Einzelfall bezogenen Genehmigung zu unterbinden. In der fundamentalen rechtsethischen Frage, welche Schranken einer experimentellen oder sonstigen Verwendung extrakorporal erzeugter menschlicher Embryonen zu ziehen sind, sollte auf jeden Fall der *Gesetzgeber selbst* entscheiden.[38]

3. Die Bund/Länder-Arbeitsgruppe „Fortpflanzungsmedizin“, die auf Drängen der Justizministerkonferenz und der Konferenz der Gesundheitsminister vom Bundesjustizminister eingesetzt worden ist, hat in ihrem im November 1987 vorgelegten Bericht eine klare Aussage getroffen.[39] Es heißt dort: „Die gezielte Erzeugung von Embryonen und die Gewinnung von Embryonen durch Ausspülung zu Forschungszwecken ist *strafrechtlich zu verbieten.*“ Weiter heißt es: „Die Erzeugung von Vorkernstadien zu Forschungszwecken ist strafrechtlich zu verbieten.“

Etwas offener geblieben ist bisher lediglich die Frage der *Forschung an überzähligen Embryonen.* Die Bund/Länder-Arbeitsgruppe hat dazu folgenden Leitsatz aufgestellt: „Die Forschung an Embryonen, auch an solchen, die nicht übertragen werden können, ist zu verbieten.“ Nicht entschieden wurde also die Regelungsebene, auf der das Verbot angesiedelt werden soll, wobei unterhalb des Strafrechts das Gesundheitsrecht – also Landesrecht – und das Standesrecht in

[38] Dazu insbesondere *Rössner,* Der Rückzug des Strafrechts auf das „Formale“ – Verwaltungsakzessorietät des strafrechtlichen Embryonenschutzes?, in: Fortpflanzungsmedizin, S. 247 ff.

[39] *Keller,* Fortpflanzungstechnologie: Ein Gesamtkonzept staatlichen Regelungsbedarfs – Zum Zwischenbericht der Bund/Länder-Arbeitsgruppe „Fortpflanzungsmedizin“, MedR 1988, S. 59 ff

Betracht kommen. In ihrer Begründung hat die Bund/Länder-Kommission darauf hingewiesen, daß sich ein Verbot jeglicher Forschung an überzähligen Embryonen aus der Gefahr rechtfertige, daß die Freigabe der Forschung an solchen Embryonen eine Entwicklung einzuleiten imstande sei, die mit der objektiven Idee der Menschenwürde nicht vereinbar wäre; zum anderen könnte die Zulassung der Forschung dazu führen, daß überzählige Embryonen erzeugt würden, die nach dem heutigen Stand der Fortpflanzungsmedizin nicht gebraucht würden; eine solche Mißachtung der Beschränkungen, die das Entstehen überzähliger Embryonen verhindern sollten, wäre nur schwer auszuschließen; schließlich sei zu befürchten, daß die Zulassung der Forschung an überzähligen Embryonen zu einer Entwicklung führen könnte, bei der der Bedarf nicht mehr allein mit überzähligen Embryonen zu decken wäre; in diesem Falle wäre zu erwarten, daß auf lange Sicht die Forderung nach Zulassung der Erzeugung von Embryonen für Forschungszwecke verstärkt erhoben würde; ein Verbot der Forschung sei auf Grund dieser Erwägungen auch unter Berücksichtigung der verfassungsrechtlich gewährleisteten Forschungsfreiheit zulässig; dies gelte um so mehr, als hochrangige medizinische Ziele, für die eine Forschung an Embryonen notwendig wäre, bisher nicht dargelegt worden seien.[40]

IV. Zusammenfassung und Ausblick

Zwar sichert das Grundgesetz in Art. 5 Abs. 3 die Freiheit von Wissenschaft und Forschung. Das Prinzip der *immanenten Grundrechtsschranken* gebietet indessen den Respekt vor der Menschenwürde und vor deren vitaler Basis, nämlich dem Leben (Art. 2 Abs. 2 S. 1 GG).

[40] *Keller,* Fortpflanzungstechnologie: Ein Gesamtkonzept staatlichen Regelungsbedarfs – Zum Zwischenbericht der Bund/Länder-Arbeitsgruppe „Fortpflanzungsmedizin", MedR 1988, S. 59 ff.

„Unzählige Embryonen“ – so berichtet *Laufs*[41] – „sind der Reproduktionsmedizin und der naturwissenschaftlichen Forschung zum Opfer gefallen.“ Und er fügt an, daß die Warnungen des Deutschen Richterbundes und des 56. Deutschen Juristentags 1986 der weiter ausgreifenden Wissenschaft wohl kaum Einhalt gebieten könnten. Das ergibt sich leider auch aus den bisher vorliegenden offiziellen Stellungnahmen der Wissenschaft zum Diskussionsentwurf eines Embryonenschutzgesetzes. Selbst die dort vorgesehenen Regeln reichen offenbar nicht aus, wenn z. B. beklagt wird, die Embryonenforschung werde in der Bundesrepublik zum Erliegen kommen, wenn, wie in § 2 Abs. 1 Nr. 1 des Entwurfs vorgesehen, die Erzeugung von Embryonen zu Forschungszwecken vorbehaltlos verboten werde. Abgesehen von der staatlichen Schutzpflicht, die zugunsten menschlichen Lebens besteht und nicht delegiert werden darf, zeigt diese Kritik, daß eine Selbstkontrolle von der Wissenschaft nicht erwartet werden kann. Andererseits ist mit Sorge zu fragen, ob Ethik[42] und Recht noch in der Lage sind, die unerläßlichen Sperren aufzurichten, oder ob die Konkurrenz im internationalen wissenschaftlichen, vielleicht bald auch kommerziellen Wettbewerb bereits eine Eigendynamik erreicht hat, die den Gesetzgeber lähmen und den Politiker zum faulen Kompromiß verführen.

Man kann nur hoffen, daß es soweit noch nicht ist, daß vielmehr dem gesetzgeberischen Handlungsbedarf noch ein ungebrochener Handlungswille korrespondiert. Verbote sind unerläßlich. Der Einsatz des Strafrechts ist zum Schutze der Menschenwürde und des menschlichen Lebens nicht nur möglich, sondern zur Sicherung des Tötungsverbots auch in der Forschung unerläßlich.

[41] Der Arzt – Herr über Leben und Tod? Antworten aus der Sicht eines Juristen, in: *Marré/Stüting*, Essener Gespräche, a. a. O. (Anm. 16), S. 114 ff (131).

[42] Vgl. dazu *Reiter*, Richtungskriterien: Embryonenforschung und Ethik, Spektrum der Wissenschaft, 1987, Heft 3, S. 29 ff.

Antonellus Elsässer

Lassen sich Embryonen-Experimente ethisch rechtfertigen?

Entgegen allem Anschein und wohl auch entgegen so manchen Erwartungen läßt sich die gestellte Frage weder mit einem bloßen Ja noch aber auch mit einem undifferenzierten Nein beantworten. Zum einen nämlich wird man zumindest unterscheiden müssen zwischen Experimenten an und mit Embryonen sowie zwischen solchen mit und ohne direkte therapeutische Zielsetzung. Und zum andern wird selbst das Urteil hinsichtlich nicht-therapeutischer Eingriffe verschieden ausfallen, je nachdem, ob man beim Embryo den Person-Status vom ersten Augenblick seiner Existenz an oder erst zu einem späteren Zeitpunkt seiner Entwicklung als gegeben betrachtet. Deshalb soll im folgenden zuerst die tutioristische Position mit der Annahme des Person-Status zum frühestmöglichen Zeitpunkt und den sich daraus ergebenden Konsequenzen zur Darstellung kommen. Danach werden die Vorbehalte gegen diesen Standpunkt aufgelistet und daraufhin überprüft, ob deren Gewicht die Annahme eines späteren Zeitpunkts als probabel erscheinen läßt. Und schließlich soll der Versuch unternommen werden, die gewonnenen Erkenntnisse für die konkrete Praxis auszumünzen.

Die tutioristische Annahme des Person-Status zu Beginn menschlicher Existenz

Zu der anstehenden Problematik möglicher Embryonen-Experimente hat das Lehramt der katholischen Kirche erst in jüngster Zeit ausdrücklich Stellung genommen. Unmittelbarer Anlaß hierfür waren zahlreiche Anfragen einzelner Ärzte und Theologen, aber auch verschiedener Bischöfe und Bischofskonferenzen, die auf eine offizielle Erklärung „bezüglich der Übereinstimmung der Grundsätze der katholischen Moral mit den biomedizinischen Techniken, welche Eingriffe in die Anfangsphase des menschlichen Lebens und in die Fortpflanzungsvorgänge selbst ermöglichen“, drängten. Die daraufhin von der Kongregation für die Glaubenslehre am 10. März 1987 vorgelegte Instruktion über die Achtung vor dem beginnenden menschlichen Leben und die Würde der Fortpflanzung[1] ist die „Frucht einer umfangreichen Befragung und besonders einer sorgfältigen Bewertung bischöflicher Erklärungen“, die aber keineswegs „die gesamte Lehre der Kirche über die Würde des beginnenden menschlichen Lebens und der Fortpflanzung neu vorlegen, sondern... (lediglich) im Licht der vorangegangenen Aussagen des Lehramtes spezifische Antworten auf die in diesem Zusammenhang hauptsächlich erhobenen Fragen bieten“ will.[2]

In einer allgemeinen „Einführung“ werden zunächst „die grundlegenden anthropologischen und moralischen Prinzipien in Erinnerung (gerufen), die für eine angemessene Bewertung der Probleme und für die Ausarbeitung der Antworten auf diese Fragen notwendig sind“.[3] Dabei stellt das Dokument ausdrücklich klar, daß aus christlichem Verständnis sowohl die „wissenschaftliche Grundlagenforschung (wie auch) die angewandte Forschung (ein) bezeichnender Ausdruck der Herrschaft des Menschen über die Schöpfung“ sind bzw. einen Teil des vom Menschen in Verantwortung vor Gott wahrzunehmenden Schöpfungsauftrages ausmachen. Weiterhin sieht das Lehramt in „Wissenschaft und Technik kostbare Hilfen für den Menschen“; diese können

[1] Verlautbarungen des Apostolischen Stuhls, Nr. 74, hrsg. vom Sekretariat der Deutschen Bischofskonferenz, Bonn. – Bei den folgenden Ausführungen handelt es sich um die Wiedergabe einschlägiger Stellen aus dieser Instruktion, weshalb jeweils nur die einzelnen Fundstellen angegeben sind. – Vollständiger Text im Anhang, unten S. 110–154.

[2] Vorwort, s. unten S. 112.

[3] Ebd.

allerdings „nicht für sich allein den Sinn des Daseins und (den Wert) des menschlichen Fortschritts aufzeigen; sie sind vielmehr „auf den Menschen hingeordnet... (und) empfangen von der Person und ihren moralischen Werten her den Aufweis ihrer Zielsetzung (wie auch) das Bewußtsein ihrer Grenzen". Daraus aber folgt, daß man weder „die moralische Neutralität der wissenschaftlichen Forschung und ihrer Anwendung" fordern, noch auch „die Orientierungsmaßstäbe... aus der bloßen technischen Effizienz" oder „von dem Nutzen, den sie einigen zum Schaden anderer bringen können", ableiten darf. „Wissenschaft und Technik (erfordern) aus ihrer innersten Bestimmung heraus die unbedingte Achtung der grundlegenden Kriterien der Moral: Sie müssen also im Dienst der menschlichen Person stehen, ihrer unveräußerlichen Rechte sowie ihres wahren und ganzheitlichen Wohls gemäß dem Plan und dem Willen Gottes".[4]

Erst vor diesem grundsätzlichen Verstehenshorizont wendet sich die Instruktion einzelnen Problemstellungen im Zusammenhang mit möglichen Experimenten an menschlichen Embryonen zu und greift als erstes die Frage nach dem „Status" des menschlichen Embryos bzw. nach der „Achtung (auf), welche man dem menschlichen Embryo aufgrund seiner Natur und Identität schuldet". Die Antwort des Lehramtes auf diese alles entscheidende und infolge der „aktuellen Diskussionen über den Beginn des menschlichen Lebens, über die Individualität von menschlichen Wesen wie auch über die Identität der menschlichen Person" hochbrisante Frage lautet: „Jedes menschliche Wesen muß – als Person – vom ersten Augenblick seines Daseins an geachtet werden"! Deshalb aber, so wird daraus gefolgert, „erfordert die Frucht der menschlichen Zeugung vom ersten Augenblick ihrer Existenz an... jene unbedingte Achtung, die man dem menschlichen Wesen in seiner leiblichen und geistigen Ganzheit sittlich schuldet... Und infolgedessen muß man ihm von diesem

[4] Einführung, Nr. 2, u. S. 115 f.

selben Augenblick an (auch) die Rechte der Person zuerkennen und darunter vor allem das unverletzliche Recht jedes unschuldigen Wesens auf Leben."[5]

Dieser „Verweis auf die kirchliche Lehre", so fährt die Instruktion im unmittelbaren Anschluß daran fort, „liefert (einerseits) das grundlegende Kriterium für die Lösung der verschiedenen Probleme" bzw. die Beurteilung therapeutischer Möglichkeiten, „die durch die Entwicklung der biomedizinischen Wissenschaften auf diesem Gebiet entstanden sind: Da er als Person behandelt werden muß, muß der Embryo im Maß des Möglichen wie jedes andere menschliche Wesen im Rahmen der medizinischen Betreuung auch in seiner Integrität verteidigt, versorgt und geheilt werden."[6] Dies betrifft, wie die Instruktion ausführlich darstellt, nicht nur die pränatale Diagnose, sondern auch alle medizinisch-therapeutischen Eingriffe am menschlichen Embryo: Sie sind sittlich gerechtfertigt, soweit sie das Leben und die Integrität des Embryos achten, ihn keinen unverhältnismäßig hohen Risiken aussetzen, auf seine Heilung, die Besserung seines Gesundheitszustandes oder sein individuelles Überleben abzielen, und wenn überdies die freie Einwilligung der Eltern vorliegt.[7]

Nach den gleichen Maßstäben wird andererseits die Frage beantwortet, wie denn Forschung und Experimente mit menschlichen Embryonen zu bewerten sind. Jede Forschung – und darunter wird „jede induktiv-deduktive Vorgehensweise verstanden, die darauf zielt, die systematische Untersuchung eines vorliegenden Phänomens im menschlichen Bereich zu fördern oder eine aus früheren Untersuchungen hervorgegangene Hypothese zu überprüfen" – jede dieser Forschungen würde unerlaubt, „wenn sie wegen der angewandten Methoden oder der herbeigeführten Wirkungen eine Gefahr für die körperliche Unversehrtheit oder das Leben des Embryos bedeutete". – Im Hinblick auf Experimente, zu de-

[5] Teil I, Nr. 1, S. 121 ff.
[6] Ebd., S. 123 f.
[7] Teil I, Nr. 2 u. 3, S. 124 ff.

nen jene Forschungen zählen, für die das menschliche Wesen in den verschiedenen Stadien seiner Existenz als Gegenstand dient, mittels dessen oder an dem die Wirkung einer Methode geprüft werden soll, wird generell unterschieden zwischen Experimenten mit und ohne direkte therapeutische Zielsetzung sowie zwischen Experimenten mit noch lebenden und schon toten Embryonen. Und das sittliche Urteil lautet: „Wenn (die Embryonen) noch leben, müssen sie, ob lebensfähig oder nicht, wie alle menschlichen Personen geachtet werden; das nicht direkt therapeutische Experiment mit Embryonen ist unerlaubt. Keine Zielsetzung (nämlich), auch wenn sie noch so ehrenwert ist, wie die Voraussicht eines Nutzens für die Wissenschaft, für andere menschliche Wesen oder für die Gesellschaft kann in irgendeiner Weise Experimente mit noch lebenden Embryonen... rechtfertigen, seien sie nun lebensfähig oder nicht, im Mutterleib oder außerhalb von ihm... Den menschlichen Embryo... als Gegenstand oder Mittel für Experimente zu benutzen, stellt ein Verbrechen gegen (dessen) Würde als menschliche(s) Wesen dar, (dem) dasselbe Recht auf Achtung wie dem schon geborenen Kind und jeder menschlichen Person zusteht... Die Achtung vor der Würde des menschlichen Wesens schließt jede Art von experimenteller Manipulation oder Verwertung des menschlichen Embryos aus. Die Praxis, menschliche Embryonen in vivo oder in vitro für experimentelle oder kommerzielle Zwecke am Leben zu erhalten, steht in völligem Widerspruch zur menschlichen Würde."[8]

Schließlich wird von der Instruktion noch die Frage aufgeworfen, wie denn „die Benutzung der durch In-vitro-Befruchtung erlangten Embryonen zu Forschungszwecken moralisch zu bewerten" sei. Die Antwort darauf kann, in logischer Konsequenz aus dem zuvor Gesagten, nur lauten: „Die in vitro gezeugten Embryonen sind menschliche Wesen und Rechtssubjekte: Ihre Würde und ihr Recht auf Leben müssen

[8] Teil I, Nr. 4, S. 127 f.

schon vom ersten Augenblick ihrer Existenz an geachtet werden. Es ist unmoralisch, menschliche Embryonen zum Zweck der Verwertung als frei verfügbares ‚biologisches Material' herzustellen" und dann bewußt und freiwillig zu zerstören. „Der Forscher, der so handelt, setzt sich an die Stelle Gottes und macht sich, auch wenn er sich dessen nicht bewußt ist, zum Herrn des Geschicks anderer, insofern er sowohl nach Belieben auswählt, wen er leben läßt und wen er zum Tod verurteilt, als auch insofern er wehrlose Menschen umbringt". Aus demselben Grund sind, so wird hinzugefügt, „Beobachtungs- und Versuchsmethoden, die in vitro gewonnenen Embryonen Schaden zufügen oder schwerwiegenden und unverhältnismäßigen Risiken aussetzen, moralisch unerlaubt. Jedes menschliche Wesen muß um seiner selbst willen geachtet werden und darf nicht auf den bloßen und einfachen Wert eines Mittels zum Vorteil anderer herabgewürdigt werden. Es entspricht deshalb nicht der Moral, in vitro hervorgebrachte menschliche Embryonen bewußt dem Tod auszusetzen" bzw. ihnen, da sie nicht in den Mutterleib übertragen werden, noch nicht einmal „sichere und moralisch einwandfreie Überlebensmöglichkeiten zu bieten"[9] – ganz abgesehen davon, daß die In-vitro-Fertilisation als solche schon abzulehnen ist, da sie mit der Würde der menschlichen Fortpflanzung in Widerspruch steht.[10]

Vorbehalte gegen die tutioristische Position

Mit der Wiedergabe der wesentlichen lehramtlichen Aussagen ist zugleich jener tutioristische Standpunkt zur anstehenden Problematik beschrieben, durch den der Mensch in seiner Würde von allem Anfang an zweifellos am sichersten vor jeglicher Bedrohung und Gefährdung abgeschirmt bleibt. Da

[9] Teil I, Nr. 5, S. 129 f.
[10] Vgl. Teil II B, S. 136 ff, bes. 143.

nach dieser Auffassung der Mensch einfachhin vom ersten Augenblick der Zeugung an existent ist, steht der Embryo in der Tat zu keinem auch noch so frühen Zeitpunkt als verfügbares Forschungs- oder Experimentierobjekt zur Disposition. Denn zweifellos hat auch ein Mensch von nur einer Stunde Lebensdauer dasselbe Recht auf Unverletztlichkeit und Leben wie ein Mensch von fünfzig Jahren, wie Karl Rahner es einmal treffend formuliert hat.[11] Insofern kann niemand dieser Position in ihrem Anliegen wie auch in ihrer durchgängigen Konsequenz den Respekt versagen. Und offenkundig versucht dies auch niemand ernsthafterweise.

Dieser Respekt vor dem Standpunkt als solchem schließt freilich nicht aus, daß nach der Richtigkeit seiner Prämissen gefragt werden darf und muß. Gerade diese Prämissen aber erscheinen, wie die auch in der lehramtlichen Verlautbarung erwähnten „aktuellen Diskussionen über den Beginn des menschlichen Lebens, über die Individualität von menschlichen Wesen und über die Identität der menschlichen Person"[12] zeigen, keineswegs so über allen Zweifel erhaben und unangefochten, wie oft behauptet wird. Dabei richten sich die Anfragen nicht bzw. nicht mehr auf die naturwissenschaftlich untermauerten Erkenntnisse, wonach vom Augenblick der Zeugung an ein nicht irgendwie geartetes Leben, sondern ein eindeutig art-spezifisch menschliches Leben gegeben und ein kontinuierlicher Entwicklungsprozeß in Gang gekommen ist, der in der Regel zur Reifung eines lebensfähigen Kindes führt. Das „biogenetische Grundgesetz" eines Ernst von Haeckel († 1909), wonach in der Ontogenese die Phylogenese sich wiederholen, d.h. jeder Mensch sich erst über Vorstufen höherentwickeln soll, wird heute von niemand mehr vertreten. Die Diskussion dreht sich vielmehr einzig und allein um die alles entscheidende Frage, ob mit

[11] Vgl. *K. Rahner,* Zum Problem der genetischen Manipulation, in: Schriften zur Theologie, Bd. VIII, Einsiedeln 1967, S. 286–321, hier S. 300 f.

[12] Instruktion über die Achtung vor dem beginnenden menschlichen Leben, Teil I, Nr. 1, u. S. 122.

der Verschmelzung der Keimzellkerne unmittelbar auch schon ein Mensch im Sinne eines personalen Individuums gegeben sei. Und gerade dagegen werden ernsthafte Bedenken vorgebracht und Zweifel angemeldet, die es unter Umständen probabel erscheinen lassen könnten, eine andere, weniger tutioristische Position einzunehmen und den Person-Status beim Embryo nicht von Anfang an, sondern erst zu einem späteren Zeitpunkt als gegeben anzunehmen.[13]

Ein erster Zweifel erhebt sich insofern, als es noch gar nicht sicher ausgemacht erscheint, ob mit der Befruchtung der Eizelle auch schon die biologisch-genetische Individualität bereits vorliegt. Die Beantwortung dieser Frage fällt nämlich verschieden aus, je nachdem, ob man den Entwicklungsprozeß präformativ oder epigenetisch begreift. Für ein präformatives Verständnis ist die genetische Individualität vom Augenblick der Keimzellkernverschmelzung an unwiderruflich festgelegt und wird während der Embryonalentwicklung lediglich zu je größerer Reife entfaltet. Für das epigenetische Verständnis dagegen ist Individualität erst das Ergebnis eines als kontinuierliche Individuation verstandenen Prozesses. An dessen Anfang steht lediglich ein genetisches Informationsmuster mit verschiedenen ursprünglichen Möglichkeiten, aus denen schließlich, durch das artspezifische Programm gesteuert und durch die Umwelt bedingt, die eine Realmöglichkeit in ihrer ganz bestimmten unverwechselbaren Eigenart verwirklicht wird. Das Ergebnis dieses so verstandenen Individuationsprozesses, das biologisch einzige und unteilbare Ganze, liegt nach diesem Verständnis aber erst ab jenem Zeitpunkt vor, da die axiale Differenzierung abgeschlossen ist. Und dieser Zeitpunkt fällt offenkundig mit dem Zeitpunkt der Nidation der befruchteten Eizelle in der Gebär-

[13] Vgl. *F. Böckle,* Probleme um den Lebensbeginn. Medizinisch-ethische Aspekte, in: A. Hertz u.a. (Hrsg.), Handbuch der christlichen Ethik, Bd. 2, Freiburg 1978, S. 36–45; *B. Häring,* Ethik der Manipulation, Graz 1977, S. 231 f; *J. Splett,* Wann beginnt der Mensch? Philosophische Erwägungen zum Lebensanfang, in: ThPh 56 (1981), S. 407–419.

mutterschleimhaut zusammen. – Für das anthropologische und theologische Verständnis von Individualität gewinnt dies besondere Bedeutung. Folgt man nämlich der epigenetischen Deutung, kann man frühestens ab jenem Zeitpunkt mit Sicherheit von der Existenz des Menschen als personalem Individuum sprechen, da das Vorhandensein der biologisch-genetischen Individualität gegeben ist; denn die biologisch-genetische Individualität ist nicht nur nicht identisch mit der personalen Individualität, sondern unbestritten deren notwendige Voraussetzung bzw. Bedingungsmöglichkeit.[14]

Ein weiteres Bedenken gegen die Annahme, menschliche Individualität und Personalität sei schon vom Augenblick der Zeugung an vorhanden, stellt die Möglichkeit der nachträglichen Bildung von Zwillingen und Chimären dar. Geht man nämlich von der traditionellen Definition des Boethius († 524) aus, wonach Person als „rationalis naturae individua substantia", d. h. als ungeteilte und unteilbare Substanz einer vernünftigen Natur zu betrachten ist, dann kann solange noch nicht von einem In-dividuum gesprochen werden, als es noch möglich ist, daß eine vorläufige Ganzheit sich auflöst und es zur gleichzeitigen Entstehung neuer Individuen in der Ausbildung von eineiigen Zwillingen und umgekehrt zur Verschmelzung mehrerer Embryonen zu Chimären kommt. – Der dadurch ausgelöste Zweifel an der personalen Individualität von Anfang an erscheint mittlerweile noch verstärkt. Während man nämlich bisher berechtigterweise noch gezögert hat, aufgrund der relativ seltenen Zwillingsbildung auf alle Embryonen ohne Ausnahme zu schließen, scheint für solche Zurückhaltung kein Grund mehr gegeben zu sein. Jedenfalls läßt sich die Tatsache, daß die Zwillingsbildung in vitro künstlich herbeigeführt werden kann, dahingehend deuten, daß diese Möglichkeit nicht nur zufälliger und exogener, sondern grundsätzlicher und endogener Natur ist.

[14] Vgl. *A. Elsässer,* Extrakorporale Befruchtung und Experimente mit menschlichen Embryonen, in: J. Reiter – U. Theile (Hrsg.), Genetik und Moral, Mainz 1985, S. 171–184, hier S. 179 f.

Die mit der möglichen Zwillings- und Chimärenbildung gegebene Schwierigkeit erfährt aus theologischer Sicht noch eine Vertiefung. Für das Vorliegen menschlich personaler Existenz im Augenblick der Zeugung wird als Argument immer wieder die Notwendigkeit und Tatsache der Beseelung des Menschen ins Feld geführt, die nicht sukzessiv, sondern nur simultan, d.h. also nicht nachträglich und schrittweise, sondern nur im Augenblick der Zeugung, erfolgen könne. Doch abgesehen davon, daß selbst die Glaubenskongregation in ihrer „Erklärung über den Schwangerschaftsabbruch" von 1975 (Anmerkung 19) die Frage nach dem Zeitpunkt der Eingießung der Geistseele deshalb bewußt beiseite gelassen hat, weil es dazu weder eine einmütige Tradition noch auch eine Einmütigkeit unter den Autoren gibt – die Annahme der Beseelung im Augenblick der Zeugung stößt gerade heute auf eine doppelte Schwierigkeit. Zum einen kann man sich schwerlich erklären, wie bei nachträglicher Zwillingsbildung aus dem einen beseelten Menschen durch bloße Teilung plötzlich zwei beseelte Individuen bzw. Personen und umgekehrt bei der Chimärenbildung aus zwei beseelten Wesen wiederum nur ein solches werden soll. Und zum andern ist man mehr und mehr abgerückt von einem inadäquaten Verständnis des göttlichen Wirkens, das dieses als ein der elterlichen Zeugung gleichwertiges, lediglich punktuell auftretendes und ausschließlich die Erschaffung der Seele betreffendes Tun betrachtet. Aus heutiger Sicht hält man die Vorstellung für überzeugender, daß der Mensch den Menschen zeugt und Gott sein Ja dazu in dem Sinn spricht, als er den Werdeprozeß als Ganzes durchwirkt; dadurch sieht man den Werdeprozeß in seiner Dynamik nicht behindert, sondern erst eigentlich ermöglicht.[15]

Über die bisher genannten Überlegungen hinaus wird noch ein weiterer Gedankenstrang verfolgt, der dem Zeitpunkt der Nidation bei der Beantwortung der Frage nach

[15] Vgl. ebd., S. 180.

dem Status des Embryo eine gewisse Bedeutung zumißt. Johannes Gründel macht, unter Berufung auf Naturwissenschaftler, darauf aufmerksam, daß mit der Nidation eine „verhältnismäßig tiefe Zäsur" in mehrfacher Hinsicht anzunehmen sei. Zum einen nämlich ändere sich mit der Einnistung der Versorgungsmechanismus der Zygote so wesentlich, daß man von zwei Phasen ihrer Entwicklung sprechen könne. Während die Zygote zuvor bei ihrer Wanderung durch den Eileiter gleichsam noch völlig „von außen" mit Sauerstoff und Energie versorgt werde, versorge sie sich danach durch den direkten Kontakt mit mütterlichem Blut selbst mit allen lebensnotwendigen Aufbaustoffen. Zum andern erfolge erst mit der Nidation die hormonale Stimulation des mütterlichen Organismus und damit erst die direkte Einstellung auf Schwangerschaft. Beide Tatsachen könnten ein Hinweis darauf sein, daß nicht schon ab dem Zeitpunkt der Befruchtung, sondern erst ab dem Zeitpunkt der Nidation die Individualität im Sinne von Selbst- und Eigenstand angenommen werden muß.[16]

Dieser dem Zeitpunkt der Nidation eine besondere Bedeutung zumessende Aspekt wird noch ergänzt durch die Tatsache, daß mit der Nidation sowohl die zuvor zu konstatierende außerordentlich hohe Verlustrate an befruchteten Eizellen wie auch die Möglichkeit der Zwillingsbildung ein Ende findet. Dies könnte in biologischer Hinsicht ein Hinweis darauf sein, daß zum Zeitpunkt der Einnistung die Zelldifferenzierung abgeschlossen, d.h. die Totipotentialität der Zellen aufgehoben und damit die Möglichkeit einer bloßen Verdoppelung ausgeschlossen ist, was wiederum für ein epigenetisches Verständnis des Entwicklungsprozesses sprechen

[16] Vgl. *J. Gründel,* Leben im Griff? Theologisch-ethische Aspekte zu Methoden der Fortpflanzungstechnik, in: E. Dietrich-Reichart (Hrsg.), Insemination. In-vitro-Fertilisation, Percha am Starnberger See 1987, S. 201–247, bes. S. 229–233; ebenso *Ders.,* Sittliche Bewertung des ärztlichen Handelns bei Anfang und Ende des menschlichen Lebens, in: O. Marquard – H. Staudinger (Hrsg.), Anfang und Ende des menschlichen Lebens. Medizinethische Probleme, Paderborn 1987, S. 78–100, bes. S. 87–89.

würde. Aber auch in anthropologisch-theologischer Sicht könnte dies insofern relevant sein, als Person über die Individualität und Identität hinaus auch das endgültige Ja Gottes zu einem konkreten Menschen und damit sowohl den Ruf Gottes zu sittlicher Verantwortung wie auch die Berufung zur endgültigen Erfüllung in Gott beinhaltet. Insofern aber ließe sich, wie Johannes Gründel meint, angesichts der hohen Verlustrate an befruchteten Eizellen mit einiger Berechtigung die Frage stellen, ob „es sich hierbei stets um vollgültiges personales Leben handeln kann, das einmal an der Auferstehung teilhat".[17] Und mit Werner Wolbert könnte man durchaus der Meinung sein, daß es zumindest „äußerst schwierig (ist), ein Wesen als der Sittlichkeit fähig anzusehen, von dem nach menschlichem Ermessen feststeht, daß es in seinem kurzen Dasein auf den Anruf Gottes niemals wird reagieren können. Wie (also) sollte eine unbedingte Forderung an den ergehen, von dem bereits feststeht, daß er sie niemals wird vernehmen können?"[18]

Schließlich wird gegen die Annahme individuell-personalen Lebens vom Augenblick der Befruchtung an noch ein letzter begründeter Zweifel ins Feld geführt. Ausgangspunkt für diese Überlegungen ist die sicher nicht zu leugnende Tatsache, daß Individualität nicht das alleinige Kriterium für das Personsein darstellt. Zu ihm gehört als zweites Wesenselement die Geistigkeit, entsprechend der Definition des Boethius: „Persona est rationalis naturae individua substantia". Nun ist aber der Mensch nicht reiner Geist, sondern ein leib-geistiges Wesen, d.h., er bringt seine geistigen Vollzüge im Leib und durch den Leib zum Ausdruck, soweit hierfür bestimmte materielle Strukturen vorhanden und geordnete elektronische Abläufe möglich sind. Darum ist auch, nach allem, was wir heute wissen, Geistigkeit ohne Gehirn bzw. Gehirnstrukturen nicht möglich. Diese Erkenntnis hat bekannt-

17 *J. Gründel,* Leben im Griff, S. 233.

18 *W. Wolbert,* Wann ist der Mensch ein Mensch? Zur Frage nach Beginn und Ende personalen Lebens, unveröffentlichtes Manuskript, S. 11.

lich zur allgemein anerkannten Festlegung des Hirn-Todes geführt, weil man davon ausgehen darf, daß mit der irreversiblen Zerstörung des Gehirns auch die Fähigkeit des Menschen zu seiner „freien Auszeugung" (Karl Rahner) eindeutig ein Ende nimmt. Aufgrund dieser Tatsache glaubt man aber eine gewisse Parallele zwischen dem Ende und dem Beginn menschlich-personalen Lebens ziehen zu können. Fehlt das leibliche Substrat für geistige Vollzüge, weil es entweder nicht mehr oder noch nicht vorhanden ist, kann man auch nicht mehr oder noch nicht von menschlich-personalem Leben sprechen. Die Konsequenz aus diesem vor allem von W. Ruff verfolgten Gedanken aber lautet: Legt man als Voraussetzung für menschlich-personales Leben ein Mindestmaß an Entfaltung der Gehirnstruktur zugrunde, dann käme als frühester Zeitpunkt, von dem an der Embryo als Person bezeichnet werden könnte, etwa die fünfte Schwangerschaftswoche in Betracht.[19]

Die Stichhaltigkeit bzw. Beweiskraft der Gegenargumente

Wie steht es nun mit der Stichhaltigkeit dieser Argumente gegen die Annahme des Person-Status zum frühestmöglichen Augenblick menschlicher Existenz? Sind die angeführten Gesichtspunkte so gewichtig, daß die Vermutung für einen späteren Zeitpunkt sich als probabel erweist? Johannes Gründel, der ähnlich wie Franz Böckle[20] zu der Ansicht neigt, daß aus der bleibenden Unsicherheit heraus sich gewisse Konsequenzen für den Konfliktfall und damit unter Umständen gewisse Möglichkeiten für eine Güterabwägung ergeben könnten, gibt darauf eine bezeichnende Antwort: „Eine eindeutige de-

[19] Vgl. *W. Ruff,* Die Menschwerdung menschlichen Lebens, in: Arzt und Christ 17 (1971), S. 129–138, hier 131; ebenso *J. Gründel,* Leben im Griff, S. 233 f, und *Ders.,* Sittliche Bewertung, S. 89 f.

[20] Vgl. *F. Böckle,* Probleme um den Lebensbeginn, S. 44f.

finitive Festlegung des Beginns individuellen menschlich-personalen Lebens läßt sich... offensichtlich nur positivistisch – unter Berücksichtigung der verschiedenen einschlägigen Daten und Erkenntnisse – vornehmen. Wir stehen hier an der Grenze unserer Wissens- und Begründungsmöglichkeit."[21]

Doch abgesehen davon, daß die angeführten Argumente keinen zwingenden Gegenbeweis zu erbringen vermögen, sind sie auch als solche nicht unwidersprochen geblieben. So gehen zahlreiche Naturwissenschaftler heute durchaus davon aus, daß mit der Verschmelzung der Keimzellkerne die einmalige Genkombination des gezeugten Wesens vorliegt und damit auch seine Individualität begründet ist. Ebenso wird betont, daß zur Annahme von Individualität und Personalität nicht erst deren mehr oder minder weit gediehene Realisation zwinge, sondern schon deren bloße und unbestreitbare Potentialität, weil schließlich aus dem gezeugten Wesen nur das werden könne, was in ihm von Anfang an schon angelegt ist.[22] Weiterhin wird immer wieder darauf verwiesen, daß die mit der Befruchtung in Gang gesetzte Entwicklung des Menschen keine entscheidende Zäsur bzw. keinen qualitativen Sprung erkennen lasse, sondern einen kontinuierlichen Prozeß darstelle, der sich durch eine innewohnende Linearität und Finalität auszeichnet.[23] Die gravierendsten Einwände werden allerdings aus theologisch-ethischer Sicht, insbesondere von Klaus Demmer, vorgetragen. Er ist der Meinung, daß die den Zweifeln an der von Anfang an gegebenen Individualität und Personalität zugrundeliegenden Denkvoraussetzungen nicht zutreffend sind. Alle vorgetragenen Vorbehalte basieren nämlich auf dem Personbegriff des Boethius: „Persona est rationalis naturae individua substantia", und sind insofern auch logisch konsequent. Allerdings stammt

[21] *J. Gründel,* Leben im Griff, S. 235.

[22] Vgl. *E. Blechschmidt,* Zur Personalität des Menschen, in: IntKathZschr Communio 11 (1982), S. 171–181.

[23] Vgl. *R. Löw,* Leben aus dem Labor, München 1985.

dieser Substanzbegriff aus einer anderen Zeit und einem anderen physikalischen Weltbild als dem unseren, das nicht mehr vom Substanz-, sondern vom Prozeßdenken bestimmt ist. Im Gefolge dieses Prozeßdenkens gibt es aber lediglich „eine Potenz zu je höheren Graden der Individualisierung und Differenzierung und unter diesem Aspekt der biologischen Prämissen zu je höheren Graden der Personalisierung, nicht (jedoch) eine Potenz von vor-personalem zu personalem Leben. In diesem Sinne bliebe auch der Begriff der ‚Selbsttranszendenz' zu verstehen. Ein ablaufender Prozeß transzendiert sich auf je höhere Vollendungsstufen hin. Er vollführt aber keine qualitativen Sprünge vom Unterpersonalen zum Personalen." Entscheidend ist nach Klaus Demmer also, „ob man den Begriff Person an das Paradigma von Substanz oder von Prozeß bindet". Und er fügt in Anmerkung die als Frage formulierte Aufforderung hinzu, ob denn die Moraltheologen sich nicht auf den Paradigmenwechsel einlassen müßten, der sich hier unverkennbar vollzogen hat.[24]

Nun kann man zwar nicht behaupten, dieser Paradigmenwechsel sei von allen Moraltheologen schon konsequent vollzogen worden. Dennoch aber wird, und diese Tatsache erscheint von einiger Bedeutung, von keinem Fachvertreter, der zur Annahme eines späteren Individuationszeitpunktes neigt, in Abrede gestellt, daß „mit der Befruchtung eine neue Lebensgeschichte eingeleitet (wird), die in einem kontinuierlichen Prozeß zur personalen Existenz eines Menschen führt". Nachdrücklich wird sogar betont, daß „das menschliche Leben, das sich ... nach einem eigenen Programm relativ selbständig entwickelt, von Beginn dieses Prozesses an, d.h. von der Befruchtung an, ein eigenständiges Rechtsgut" darstellt.[25] Zudem wird, da der Individuationsprozeß kontinuierlich voranschreitet, mit einer Zunahme der Individualität

[24] *K. Demmer,* Leben in Menschenhand. Grundlagen des bioethischen Gespräches, Freiburg i. Br. 1987, S. 99.

[25] Vgl. *F. Böckle,* Probleme um den Lebensbeginn, S. 44 f; ebenso *J. Gründel,* Leben im Griff, S. 234.

auch schon vor dem Zeitpunkt gerechnet, ab dem die Individualität mit Sicherheit als gegeben angenommen werden muß. Eben deshalb aber, so wird ausdrücklich betont, kann auch niemand legitimerweise aus der offenen Frage nach dem Beginn menschlich-personaler Individualität einen Freibrief für sich bzw. wahllose Experimente mit Embryonen ableiten. Denn das, was durch die extrakorporale Zeugung etwa entsteht, ist eindeutig weder eine bloße Sache noch auch nur das Produkt derer, die sein Zustandekommen bewerkstelligt haben, so daß sie darüber auch eigenmächtig verfügen könnten. Es ist auf jeden Fall artspezifisches menschliches Leben und, je nachdem man die vorgetragenen Einwände gewichtet, auch mit mehr oder minder hoher Wahrscheinlichkeit individuell-personales Leben. Mit Recht läßt sich darüber probabilistisch oder tutioristisch urteilen. In keinem Fall aber kann bestritten werden, daß für jedermann die Pflicht zu verantwortlichem Umgang mit gezeugtem menschlichem Leben besteht.[26]

Der verantwortliche Umgang mit menschlichen Embryonen

Worin besteht nun dieser verantwortliche Umgang mit menschlichen Embryonen, bzw. welche Experimente mit Embryonen lassen sich sittlich rechtfertigen und welche nicht? Daß diese differenzierende Fragestellung sinnvoll und erlaubt ist, haben die deutschen Bischöfe zwar in anderem Zusammenhang, aber doch grundsätzlich festgestellt. Demnach kann eine solch komplizierte Problematik niemals nur nach der Devise des Alles-oder-Nichts gelöst werden; vielmehr wird es immer darauf ankommen, herauszufinden, „wo (denn) die Grenze liegt, zwischen der dem Menschen aufgegebenen bewußten Steuerung seiner Lebensvorgänge und

[26] Vgl. *A Elsässer,* Extrakorporale Zeugung, S. 181.

den seiner Würde widersprechenden Formen der Manipulation".[27] Unter dieser Voraussetzung sowie unter Berücksichtigung der bisherigen Darlegungen lassen sich folgende konkrete Aussagen machen.

Sittlich gerechtfertigt sind zweifellos, wie es auch die lehramtliche Verlautbarung ausdrücklich sagt,[28] jene Experimente, die, ohne Gefahr für die körperliche Unversehrtheit oder das Leben des Embryo, entweder der Grundlagenforschung oder der Verbesserung der Conditio humana oder auch direkt therapeutischer Zielsetzung für den betreffenden Embryo dienen; denn ohne Zweifel ist es dem Menschen als geistbegabtem Wesen aufgegeben, die Zusammenhänge seiner Lebensvorgänge auch während der allerersten Phasen zu beobachten, die allgemein menschlichen Lebensbedingungen soweit wie möglich zu verbessern sowie konkrete Krankheiten und Leiden zu heilen.[29] Allerdings werden sich dafür keine bis in alle Einzelheiten festgelegten Direktiven aufstellen lassen, da entweder die Grenzen zwischen Grundlagen- und zweckgerichteter Forschungsarbeit fließend sind oder weil hinsichtlich dessen, was als therapeutische Maßnahme oder Zielsetzung zu betrachten ist, immer noch Ermessensspielräume offenbleiben.[30] Gerade dies aber macht deutlich, wie unverzichtbar und wichtig die Haltung der Verantwortlichkeit derer ist, die in diesem Forschungsbereich tätig sind.

Ganz sicher sittlich nicht zu rechtfertigen ist jedoch das sog. verbrauchende Humanexperiment. Alle Verfahren, bei denen menschliche Embryonen als „Experimentiermaterial" eigens extrakorporal gezeugt oder schon vorhandene ausschließlich zu diesem Zweck am Leben erhalten und nach

[27] Wort der deutschen Bischöfe zur seelsorglichen Lage nach dem Erscheinen der Enzyklika „Humanae vitae" vom 30. August 1968, Nr. 14.

[28] Vgl. Instruktion über die Achtung vor dem beginnenden menschlichen Leben, Einführung, Nr. 2 u. 3, unten S. 115 ff sowie Teil I, Nr. 3 u. 4, unten S. 125 ff.

[29] Vgl. *F. Böckle,* Biotechnik und Menschenwürde. Über die sittliche Bewertung extrakorporaler Befruchtung, in: NOrd 33 (1979), S. 356–362, hier 361 f.

[30] Vgl. *U. Eibach,* Experimentierfeld: werdendes Leben. Eine ethische Orientierung, Göttingen 1983, S. 150–156; ebenso *A. Elsässer,* Extrakorporale Zeugung, S. 182 f.

Ausnutzung ihres reinen Brauch- und Nützlichkeitswertes wieder getötet werden, verstoßen eindeutig gegen den Eigenwert und damit gegen die Würde menschlichen Lebens und vernichten zudem ein schutzwürdiges Rechtsgut.[31] Das verbrauchende Humanexperiment ist zweifellos die intensivste Form des Verfügens über menschliches Leben. Indem dieses einem Forschungsziel – sei es zum Zweck der Verbesserung der extrakorporalen Zeugungstechnik, der Erprobung pharmakologischer Erzeugnisse oder allgemein gestreuter therapeutischer Interessen – absolut untergeordnet, ja diesem Ziel letztlich „geopfert" wird, wird es total verzwecklicht. Ohne Zweifel „steht ein solches Opfer im Dienst an der rein medizinisch-technisch verstandenen höheren Lebensqualität kommender Generationen. Aber es bleibt... doch zu berücksichtigen, daß künftige Generationen keine sicheren Rechte der gegenwärtigen Generation außer Kraft setzen können. Zwar gibt es Pflichten gegenüber den kommenden Geschlechtern, und sie können (wie bei Energie- und Umweltanliegen etwa) sehr tief in die Lebensgestaltung des heutigen Menschen eingreifen. Dennoch darf dies nicht um den Preis der Aufgabe eigener sicherer Rechte (schon gar nicht des fundamentalen Lebensrechtes) geschehen. Und sollte man auch von einem Recht auf medizinisch-technischen Fortschritt (im Sinne der Verbesserung der Gesamtlebensqualität in der Zukunft) sprechen, ... so ist dieses Recht weder so hoch noch so dringend wie das Recht auf Leben der gegenwärtigen Generation. Es gibt (eben) keinen Fortschritt um jeden Preis. Dies nicht beachten wollen hieße, einer Inhumanisierung der Forschung Vorschub leisten."[32]

Eine andere Frage ist, ob bei sicherer Prognose des Nicht-Überlebens – wobei nicht an das bloße Zugrundegehenlassen überzähliger Embryonen, sondern an die Selektion von eindeutig nicht-lebensfähigen Embryonen gedacht ist – ein ver-

[31] Vgl. *A. Elsässer*, a.a.O., S. 182.
[32] *K. Demmer*, Leben in Menschenhand, S. 95 f.

brauchendes Humanexperiment erlaubt sein könnte. Der Gedanke, ein ohnehin zum Sterben verurteiltes Leben würde dadurch, daß man es in den Dienst der Forschung stellt, wenigstens noch zu etwas Sinn- und Zweckvollem nütze sein, liegt zweifellos verführerisch nahe; denn auf diese Weise könnte es dem besseren Überleben künftiger Generationen dienlich sein. Doch dieser Versuchung gilt es standhaft zu widerstehen. Zwar beschleunigt im Fall der ohnehin todgeweihten Embryonen das Experiment allenfalls einen naturalen Prozeß. Aber dies ist eben nicht der einzige und vor allem nicht der ausschlaggebende Gesichtspunkt. Unabhängig davon greift sicher das Argument der entwürdigenden Verzwecklichung. Und zudem bleibt noch allen Ernstes abzuwägen, ob man nicht wegen der Gefahr eines Dammbruchs besser doch davon absehen sollte. Zum einen nämlich „besteht immer die Gefahr, daß der Mensch die Kriterien zu seinen Gunsten ausweitet... Und diese Gefahr läßt sich im Falle des Experiments mit todgeweihten Embryonen kaum noch kontrollieren. Menschliches Leben ist dem möglicherweise breiten Gutdünken und Ermessensspielraum des einzelnen Biologen überantwortet. Und wie weit läßt sich dann überhaupt noch eine praktikable Grenzlinie zwischen Nicht-Überlebensfähigkeit und schwerer Schädigung ziehen?“[33] Zum andern aber, und dies ist wohl der entscheidendste Gesichtspunkt, lassen sich die Verfügungsmöglichkeiten gerade über das menschliche Leben in seinen allerersten Entwicklungsphasen nicht ausschließlich individual-ethisch abhandeln, vielmehr spielt der sozial-ethische Aspekt eine nicht zu unterschätzende Rolle. Eine Freigabe solcher Experimente würde die ohnehin geringe Wertschätzung des ungeborenen Lebens zweifellos nur noch weiter mindern.

[33] Ebd., S. 100–102.

Schlußgedanke

Gerade dieser letzte Gesichtspunkt mag bei manchem Leser die besorgte Frage auslösen, warum Moraltheologen in der auch gesellschaftspolitisch so brisanten Frage der Verfügung über menschliches Leben überhaupt erst zu diskutieren bereit sind und nicht einen von vornherein bedingungslos ablehnenden Standpunkt einnehmen. Jedenfalls finden sich solch kritische Anfragen bis hin zu dem Verdacht, einige Moraltheologen würden vor lauter Sorge, nicht wieder als die ewigen Neinsager dazustehen, nach Regelungen suchen, die mehr dem „guten Gewissen" der Forscher dienlich seien als einer wirklich klaren Durchdringung des Gegenstandes.[34]

Gewiß ist nicht zu leugnen, daß die Entwicklung gerade im bioethischen Bereich rapide vorangeschritten ist und Tatsachen geschaffen hat, denen gegenüber die Ethik nur noch im nachhinein legitimierende oder kritisierende Funktion ausüben kann. Insofern ist es richtig zu fordern, die Ethik müsse mehr als bisher prospektiven Charakter tragen und notwendigerweise auch die Aspekte der Ehrfurcht vor dem Leben wie auch des positiven Verzichtes um der Humanität willen ins Bewußtsein heben. Diese Notwendigkeit kann die Ethik und Moral aber keinesfalls davon entbinden, alle relevanten Gesichtspunkte in wissenschaftlicher Redlichkeit und Nüchternheit zur Kenntnis zu nehmen und zu prüfen. Denn das ihr gesteckte Ziel kann selbstverständlich nicht, wie von Kritikern zu Recht angemahnt, in der einseitigen Befürwortung von medizinisch-technischen Verfahren liegen. Dieses Ziel darf aber ebensowenig in der unreflektierten und rigoristischen Ablehnung solcher Möglichkeiten bestehen. Es geht vielmehr um eine Optimierung oder Meliorisierung im Den-

[34] Vgl. *N. Stennes,* Eingriffe in werdendes menschliches Leben. Anmerkungen zu einigen Argumenten in der ethischen Diskussion, in: Erwachsenenbildung 32 (1986), S. 84–89, hier S. 87.

ken und im Umgang mit den neuen Techniken,[35] also um eine aus christlicher Verantwortung zu suchende und zu findende Antwort auf die Frage, „wo denn die Grenze (liegt) zwischen der dem Menschen aufgegebenen bewußten Steuerung seiner Lebensvorgänge und den seiner Würde widersprechenden Formen der Manipulation".[36] Eine solche Antwort aber wird nicht durch Verweigerung gefunden, sondern nur durch die Bereitschaft aller, sich miteinander einzulassen, aufeinander zu hören, alles zu prüfen und das Gute schließlich zu behalten.[37]

[35] Vgl. *J. Reiter,* Künstliche Zeugung als ethisches Problem, in: HerKorr 39 (1985), S. 38.

[36] Wort der deutschen Bischöfe zur seelsorglichen Lage nach dem Erscheinen der Enzyklika „Humanae vitae" vom 30. August 1968, Nr. 14.

[37] Vgl. 1 Thess 5,21.

Anhang

1. Richtlinien der Bundesärztekammer

1.1 Richtlinien zur Durchführung von In-vitro-Fertilisation (IVF) und Embryotransfer (ET) als Behandlungsmethode der menschlichen Sterilität[1]

Die Behandlung der menschlichen Sterilität mittels In-vitro-Fertilisation und Embryotransfer wirft eine Reihe schwerwiegender ärztlicher, ethischer und rechtlicher Fragen auf, die grundsätzlicher Erörterung und verbindlicher Entscheidungen auf der Basis eines breiten Konsenses der Gesellschaft bedürfen. Der Vorstand der Bundesärztekammer hat deren Wissenschaftlichen Beirat gebeten, die hierzu erforderlichen Grundlagen zu erarbeiten.

In die zu diesem Zwecke gebildete interdisziplinäre, berufsübergreifende Kommission wurden von dem Wissenschaftlichen Beirat berufen: Vertreter aller zuständigen medizinischen und naturwissenschaftlichen Disziplinen, der Rechts- und Sozialwissenschaften, der Philosophie, Moraltheologie und Psychologie sowie Repräsentanten der Bundesärztekammer, der Arbeitsgemeinschaft Wissenschaftlicher Medizinischer Fachgesellschaften (AWMF), der Deutschen Forschungsgemeinschaft (DFG), der Max-Planck-Gesellschaft (MPG) und des Arbeitskreises Medizinischer Ethik-Kommissionen.

[1] Aus: Weißbuch Anfang und Ende menschlichen Lebens. Medizinischer Fortschritt und ärztliche Ethik. Herausgegeben von: Vorstand der Bundesärztekammer, Wissenschaftlicher Beirat der Bundesärztekammer, Zentrale Kommission der Bundesärztekammer zur Wahrung ethischer Grundsätze in der Reproduktionsmedizin, Forschung an menschlichen Embryonen und Gentherapie, 1988, S. 15 ff.

In einem ersten Arbeitsabschnitt hat die Kommission „Richtlinien zur Durchführung von In-vitro-Fertilisation (IVF) und Embryotransfer (ET) als Behandlungsmethode der menschlichen Sterilität“ erstellt. Sie wurden dem Deutschen Ärztetag 1985 vom Vorstand der Bundesärztekammer vorgelegt und als Anlage zur Berufsordnung beschlossen.

Der zweite Arbeitsabschnitt der Kommission hat die Regelung und Begrenzung wissenschaftlicher Untersuchungen an nicht transferierten Embryonen durch eine verpflichtende Selbstbindung der Forscher und Ärzte zum Ziel. Eine Stellungnahme wird zur Zeit vorbereitet und in Kürze veröffentlicht.

Die Reproduktionsmedizin befindet sich in einem schnellen Fluß. Die Bundesärztekammer und ihr Wissenschaftlicher Beirat werden ihre Entwicklung und die sich hieraus ergebenden ethischen Fragen, ärztlichen Aufgaben und rechtlichen Konsequenzen sorgfältig verfolgen und ihnen in ihrer zukünftigen Arbeit Rechnung tragen.

Dr. K. Vilmar
Präsident
der Bundesärztekammer
und des Deutschen
Ärztetages

Prof. Dr. H. P. Wolff
Vorsitzender
des Wissenschaftlichen
Beirates
der Bundesärztekammer

1. Definition

Unter In-vitro-Fertilisation (IVF), auch als „extrakorporale Befruchtung“ bezeichnet, versteht man die Vereinigung einer Eizelle mit einer Samenzelle außerhalb des Körpers. Die Einführung des Embryo[2] in die Gebärmutterhöhle wird als Embryotransfer (ET) bezeichnet.

[2] Streng genommen bezeichnet der Begriff „Embryo“ nur die Teile der sich entwickelnden menschlichen Keimanlage, die sich nach vollendeter Bildung der Körpergrundgestalt von extraembryonalen Anteilen (Dottersack, Amnion, Placenta fetalis) sondern. Diese Sonderung fällt zeitlich mit der Implantationsphase zusammen, die beim

2. Medizinische und ethische Vertretbarkeit

Die In-vitro-Fertilisation mit anschließendem Embryotransfer stellt eine Substitutionstherapie bestimmter Formen von Sterilität dar, bei denen andere Behandlungsmethoden versagt haben oder aussichtslos sind. Sie ist in geeigneten Fällen medizinisch und ethisch vertretbar, wenn bestimmte Zulassungs- und Durchführungsbedingungen eingehalten werden (siehe hierzu 3. und 4.).

3. Zulassungsbedingungen

3.1 Berufsrechtliche Voraussetzungen

Die künstliche Befruchtung einer Eizelle außerhalb des Mutterleibes und die anschließende Einführung des Embryos in die Gebärmutter ist als Maßnahme zur Behandlung der Sterilität eine ärztliche Tätigkeit und nur im Rahmen der von der Ärztekammer als Bestandteil der Berufsordnung beschlossenen Richtlinien zulässig.

Jeder Arzt, der diese Maßnahme durchführen will und für sie die Gesamtverantwortung trägt, hat sein Vorhaben der Ärztekammer anzuzeigen. Diese muß prüfen, ob die berufsrechtlichen Anforderungen erfüllt sind.

Kein Arzt kann gegen sein Gewissen verpflichtet werden, an einer In-vitro-Fertilisation oder einem Embryotransfer mitzuwirken.

Menschen um den 7. Tag nach der Ovulation beginnt und um den 10. Tag abgeschlossen zu sein scheint. Im strengen entwicklungsgeschichtlichen Sinn bezeichnet man schließlich die aus der Körpergrundgestalt hervorgehende individuelle Gestalt bis zum 3. Monat ihres Lebens als Embryo. Im internationalen Sprachgebrauch der Reproduktionsmediziner hat sich aber heute die Bezeichnung „Embryo" auch schon für die ersten, der Befruchtung folgenden, Entwicklungsstadien (z. B. 2-Zeller, 4-Zeller, Morula, Blastozyste) durchgesetzt.

3.2 Medizinische und soziale Voraussetzungen

3.2.1 Medizinische Indikationen und Kontraindikationen

- Uneingeschränkte Indikationen: (Mikrochirurgisch) nicht therapierbarer Tubenverschluß bzw. tubare Insuffizienz.
- Eingeschränkte Indikationen: Einige Formen männlicher Fertilitätsstörungen sowie einige Formen immunologisch bedingter Sterilität, unerklärbarer Sterilität (wenn die nach ärztlichem Ermessen erforderlichen diagnostischen und therapeutischen Möglichkeiten erschöpft sind).
- Absolute Kontraindikationen: Alle Kontraindikationen gegen eine Schwangerschaft.
- Eingeschränkte Kontraindikationen: Durch Anwendung der Methode entstehende, im Einzelfall besonders hohe medizinische Risiken für die Gesundheit der Frau sowie psychogene Sterilität.

3.2.2 Elterliche Voraussetzungen:

Vor der Sterilitätsbehandlung soll der Arzt sorgfältig darauf achten, ob zwischen den Partnern eine für das Kindeswohl ausreichend stabile Bindung besteht.

Grundsätzlich ist IVF/ET nur bei Ehepaaren anzuwenden. Dabei dürfen grundsätzlich nur Samen und Eizellen der Ehepartner Verwendung finden (homologes System).

Ausnahmen sind nur zulässig nach vorheriger Anrufung der bei der Ärztekammer eingerichteten Kommission.

Leihmutterschaft, nämlich das Austragen des Kindes einer anderen genetischen Mutter mit dem Ziel, es dieser oder einer anderen zu überlassen, ist abzulehnen.

3.3 Diagnostische Voraussetzungen

Jeder Anwendung von IVF/ET hat die sorgfältige Diagnostik bei den Ehepartnern vorauszugehen, die alle Faktoren berücksichtigt, die sowohl für den unmittelbaren Therapieerfolg als auch für die Gesundheit des Kindes von Bedeutung sind.

3.4 Aufklärung und Einwilligung
Die betroffenen Ehepaare müssen vor Beginn der Behandlung über die vorgesehenen Eingriffe, die Einzelschritte des Verfahrens, seine Erfolgsaussichten, Komplikationsmöglichkeiten und Kosten informiert werden. Die Eltern sind auch darüber aufzuklären, welche Maßnahmen für den Fall möglich sind, daß Embryonen aus unvorhersehbarem Grunde nicht transferiert werden können. Der Inhalt des Gespräches und die Einwilligung der Ehepartner zur Behandlung müssen schriftlich fixiert und von beiden Ehepartnern und dem aufklärenden Arzt unterzeichnet werden.

3.5 Fachliche, personelle und technische Voraussetzungen
Die Zulassung zur Durchführung von IVF und ET als Therapieverfahren setzt die Erfüllung der im Anhang festgelegten fachlichen, personellen und technischen Mindestanforderungen voraus (siehe Anhang II und III).

4. Durchführungsbedingungen

4.1 Gewinnung und Transfer von Embryonen
Für die Sterilitätsbehandlung mit IVF und ET dürfen grundsätzlich nur so viele Embryonen erzeugt werden, wie für die Behandlung sinnvoll und ausreichend sind und auf die Eispenderin einzeitig übertragen werden. An den zum Transfer vorgesehenen Embryonen dürfen keine Eingriffe vorgenommen werden, die nicht unmittelbar dem Wohle des Kindes dienen.

4.2 Kryokonservierung noch nicht transferierter Embryonen
Zum Wohle des Kindes ist eine zeitlich begrenzte Kryokonservierung statthaft, wenn sie der Verbesserung der Implantationsbedingungen oder zur Überbrückung der Zeit bis zu einem anderen Transfer dient.

4.3 Umgang mit nicht transferierten Embryonen
Der Embryo ist im Sinne der Deklaration des Weltärztebundes von Helsinki und Tokio vor ethisch nicht vertretbaren Experimenten zu schützen.

Verantwortbare wissenschaftliche Untersuchungen an nicht transferierten Embryonen sind daher nur nach Prüfung durch eine Ethikkommission unter strengen, in gesonderten Richtlinien festzulegenden Voraussetzungen und Bedingungen zuzulassen.

4.4 Kommerzielle Nutzung
Kauf und Verkauf von Embryonen ist abzulehnen, und die ärztliche Mitwirkung dabei ist standeswidrig.

1.2 Richtlinien zur Forschung an frühen menschlichen Embryonen[3]

1. Definition

Unter Forschung an menschlichen Embryonen werden in diesem Zusammenhang wissenschaftliche Untersuchungen im frühesten, der Vereinigung von Ei- und Samenzelle unmittelbar folgenden Entwicklungsstadium verstanden.

Im Hinblick auf die ethische Beurteilung lassen sich solche Untersuchungen nach den Zielen und den angewandten Maßnahmen unterscheiden:

1.1 Unterscheidung nach dem Ziel der Untersuchungen.

1.1.1 Untersuchungen können direkt dem klinischen Fortschritt dienen, zum Beispiel der Verbesserung der Lebensbedingungen von zu implantierenden Embryonen, der Verbes-

[3] Weißbuch Anfang und Ende menschlichen Lebens, S. 32 ff.

serung der Effizienz und Qualität von IVF/ET oder der Entwicklung einer Präimplantationsdiagnostik (anwendungsorientierte diagnostische und therapeutische Forschung).

1.1.2 Untersuchungen können aber auch dem Gewinn wissenschaftlicher Erkenntnisse dienen und so die Grundlagen und Voraussetzungen für das ärztliche Handeln in Diagnostik, Therapie und Prophylaxe verbessern (Grundlagenforschung).

1.2 Unterscheidung nach den angewandten Maßnahmen.

1.2.1 Untersuchungen an Embryonen können derart angelegt sein, daß der Erkenntnisgewinn mit Maßnahmen erzielt wird, die das Leben des Embryos nach Möglichkeit erhalten.

1.2.2 Untersuchungen können aber auch derart angelegt sein, daß der Erkenntnisgewinn mit Maßnahmen erzielt wird, bei denen das Leben des Embryos nicht erhalten wird.

2. Ethische Beurteilung

2.1 Es gibt wissenschaftliche Fragestellungen, die allein durch Untersuchungen von menschlichen Embryonen erfolgreich bearbeitet werden können.

Nach unserem gegenwärtigen Wissensstand können derartige Untersuchungen vor allem auf folgenden Gebieten medizinischen Fortschritt und damit einen Nutzen für die Allgemeinheit bringen:

2.1.1 Entwicklung und Verbesserung von Methoden zur Behandlung der Infertilität, insbesondere zur Verbesserung der Erfolgsrate der IVF/ET,

2.1.2 Erkennung und Verhütung anlagebedingter und erworbener Krankheiten oder Fehlbildungen,

2.1.3 Aufklärung der Mechanismen der Konzeption und ihrer Störungen.

2.2 Untersuchungen, die der Verbesserung der Lebensbedingungen des jeweiligen Embryos und gleichzeitig dem Gewinn wissenschaftlicher Erkenntnis dienen, sind ärztlich vertretbar, wenn Nutzen und Risiken sorgfältig gegeneinander abgewogen sind.

2.3 Bestimmte Forschungen werden im allgemeinen Konsens für ethisch nicht vertretbar gehalten (siehe 3). Daraus darf nicht gefolgert werden, daß Forschungen, die außerhalb dieses Bereiches liegen, allgemein als ethisch vertretbar gelten.

Vielmehr besteht in zahlreichen Fragen ein ethischer Dissens (siehe Anhang). Darum wird es unterschiedliche Gewissensentscheidungen geben. Diese können aber bei der Prüfung der ethischen Vertretbarkeit von Forschungen nur in dem Umfang respektiert werden, als ein ausreichender Konsens zwischen dem wissenschaftlichen Interesse einerseits und der gesellschaftlichen Wertanschauung über die Schutzwürdigkeit des menschlichen Lebens in seiner frühesten Phase andererseits besteht.

2.4 Niemand darf gezwungen werden, an Forschungen mit lebenden menschlichen Embryonen teilzunehmen.

2.5 Wegen ihrer besonderen ethischen Problematik bedürfen Forschungen auf diesem Gebiet einer institutionalisierten Kontrolle, die auch die wissenschaftlichen und rechtlichen Aspekte einschließt (siehe 4). Bei Verstößen müssen Sanktionen möglich sein.

3. Begrenzung der Forschung

3.1 Forschungen an menschlichen Embryonen sind unzulässig, wenn sie

3.1.1 am Tiermodell verwirklicht werden können beziehungsweise wenn die Möglichkeiten des Tierversuches nicht ausgeschöpft sind,

3.1.2 nicht einen unmittelbaren oder mittelbaren klinischen Nutzen im Sinne eines prophylaktischen, diagnostischen oder therapeutischen Fortschrittes zum Ziele haben,

3.1.3 nicht einem hohen wissenschaftlichen und methodischen Standard entsprechen.

3.2 Grundsätzlich dürfen menschliche Embryonen nicht mit dem Ziel der Verwendung zu Forschungszwecken erzeugt werden. Dies gilt auch im Rahmen der Sterilitätsbehandlung mit IVF/ET. Die Erzeugung von Embryonen aus Keimzellen Verstorbener ist unzulässig.

3.3 Menschliche Embryonen dürfen zu Forschungszwecken

3.3.1 nur mit der nach vollständiger Aufklärung eingeholten Einwilligung der genetischen Eltern verwendet werden,

3.3.2 nicht über einen Entwicklungszustand hinaus in vitro kultiviert werden, der dem 14. Tag nach Befruchtung in vivo entspricht,

3.3.3 nur für eine mit dem zuständigen Kontrollgremium abgestimmte Zeit kryokonserviert werden,

3.3.4 nicht routinemäßig oder serienmäßig in Prüfverfahren verwendet werden.

3.4 Künstliche Mehrlingsbildung (Klonierung), Vereinigung von mehreren Embryonen oder Teilen davon (Chimärenbildung) sowie Erzeugung von Mischwesen aus Mensch und Tier (Interspezies-Hybridisierung) sind unzulässig.

3.5 Ärzte dürfen menschliche Keimzellen oder menschliche Embryonen nicht weitergeben, ohne daß die Einhaltung dieser Richtlinien gewährleistet ist.

4. Kontrolle der Forschung

4.1 Forschungen an menschlichen Embryonen müssen einem besonderen Kontrollverfahren unterzogen werden.

4.2 Jeder Wissenschaftler, der ein solches Vorhaben durchführen will, hat den Antrag mit einem ausführlichen Versuchsprotokoll seiner örtlichen oder regionalen Ethikkommission (Fakultätskommission oder Kommission der Landesärztekammer) vorzulegen. Gleichzeitig hat er diese Unterlagen der zentralen Kommission nach 4.3 vorzulegen. Zu gegebener Zeit hat der Antragsteller das Votum der örtlichen oder regionalen Ethikkommission und einen Abschlußbericht über seine Forschungen der zentralen Kommission vorzulegen.

4.3 Die zentrale Kommission ist als ständiger Ausschuß bei der Bundesärztekammer einzurichten. Diesem Ausschuß sollen neben Vertretern des Wissenschaftlichen Beirates angehören je ein Vertreter
- der Deutschen Forschungsgemeinschaft,
- der Max-Planck-Gesellschaft,
- der zuständigen Medizinisch-Wissenschaftlichen Fachgesellschaften,
- des Arbeitskreises Medizinischer Ethik-Kommissionen,
- der Vorstandes der Bundesärztekammer, außerdem

– der Rechtswissenschaften, der ethischen Wissenschaften sowie je ein vom Bundesrat und Bundestag zu benennender Vertreter des öffentlichen Lebens.

4.4 Die Kommission soll

4.4.1 über die Einhaltung dieser Richtlinien wachen,

4.4.2 die örtlichen und regionalen Ethikkommissionen bei der Begutachtung beraten und damit auf eine Verdeutlichung der Begutachtungspraxis hinwirken,

4.4.3 die internationale Entwicklung beobachten,

4.4.4 die örtlichen Ethikkommissionen, die Förderorganisationen und die Landesärztekammern über die Entwicklung der Forschung an menschlichen Embryonen und über die Arbeit der Kommission unterrichten,

4.4.5 den Parlamenten und Regierungen jährlich Arbeits- und Erfahrungsberichte vorlegen und sie, wenn gewünscht, in allen die Forschung mit menschlichen Embryonen betreffenden Fragen beraten.

4.5 Die einschlägigen Fachgesellschaften, Förderorganisationen und die Herausgeber von Fachliteratur sind über Art und Funktion des Kontrollverfahrens zu unterrichten. Sie sollen sich das Votum der Ethikkommission vom Antragsteller vorlegen lassen und dieses bei ihren Entscheidungen über Förderung oder Publikation berücksichtigen.

2. Diskussionsentwurf eines Embryonenschutzgesetzes[1]

(Bundesjustizminister 1986)

Der Bundestag hat mit Zustimmung des Bundesrates das folgende Gesetz beschlossen:

§ 1 Embryonenschädigung

(1) Wer durch Einwirkung auf einen Embryo oder Foetus eine Gesundheitsschädigung des [aus ihm hervorgegangenen] Menschen herbeiführt, wird mit Freiheitsstrafe bis zu drei Jahren oder mit Geldstrafe bestraft.

(2) In besonders schweren Fällen ist die Strafe Freiheitsstrafe von sechs Monaten bis zu fünf Jahren. Ein besonders schwerer Fall liegt in der Regel vor, wenn der Täter

1. eine schwere Gesundheitsschädigung herbeiführt oder
2. durch die Tat leichtfertig den Tod des Verletzten verursacht.

(3) Handelt der Täter in den Fällen des Absatzes 1 leichtfertig, so ist die Strafe Freiheitsstrafe bis zu zwei Jahren oder Geldstrafe.

(4) Die Absätze 1 bis 3 gelten nicht für Handlungen, die auf einen Abbruch der Schwangerschaft gerichtet sind.

[1] Weißbuch Anfang und Ende menschlichen Lebens, S. 101 ff.

§ 2 Mißbräuchliche Anwendung der extrakorporalen Befruchtung

(1) Wer
1. zu einem anderen Zweck als zur Übertragung auf eine Frau eine menschliche Eizelle extrakorporal befruchtet oder
2. bewirkt, daß sich ein menschlicher Embryo extrakorporal über das Stadium hinaus entwickelt, das dieser im Fall natürlicher Befruchtung mit Abschluß der Einnistung in der Gebärmutter der Frau erreicht haben würde,

wird mit Freiheitsstrafe bis zu drei Jahren oder mit Geldstrafe bestraft.

(2) Ebenso wird bestraft, wer ohne Genehmigung der zuständigen obersten Landesbehörde einen extrakorporal erzeugten menschlichen Embryo für Experimente oder einen anderen Zweck als den seiner Übertragung verwendet.

§ 3 Mißbräuchliche Verwendung von Embryonen und Foeten

Wer einen nicht lebensfähigen Embryo oder Foetus nach einem Abortus
1. künstlich am Leben hält oder
2. vor seinem Absterben Experimente oder Einwirkungen unterzieht, die nicht aufgrund des vorangegangenen Abortus geboten sind,

wird mit Freiheitsstrafe bis zu drei Jahren oder mit Geldstrafe bestraft.

§ 4 Eigenmächtige Befruchtung und eigenmächtiger Embryotransfer

(1) Wer eine menschliche Eizelle künstlich befruchtet, ohne daß diejenigen eingewilligt haben, deren Gameten ver-

wendet werden, wird mit Freiheitsstrafe bis zu drei Jahren oder mit Geldstrafe bestraft.

(2) Ebenso wird bestraft, wer einen Embryo

1. ohne Einwilligung derjenigen, aus deren Gameten er entstanden ist, auf eine Frau überträgt oder zu anderen als Übertragungszwecken verwendet oder
2. auf eine Frau überträgt, ohne daß sie in die Übertragung eingewilligt hat.

(3) Die Einwilligung ist unwirksam, wenn der Betroffene nicht vorher über die Umstände aufgeklärt worden ist, denen er erkennbar eine Bedeutung für die Einwilligung beimißt.

§ 5 Künstliche Veränderung menschlicher Keimbahnzellen

Wer die Erbinformation einer menschlichen Keimbahnzelle künstlich verändert, ohne daß sichergestellt ist, daß diese sich nicht zu einer Keimzelle oder einem Menschen weiterentwickelt, wird mit Freiheitsstrafe bis zu fünf Jahren oder mit Geldstrafe bestraft.

§ 6 Verwendung künstlich veränderter Keimzellen

Wer eine menschliche Ei- oder Samenzelle mit künstlich veränderter Erbinformation zur Befruchtung verwendet, wird mit Freiheitsstrafe bis zu fünf Jahren oder mit Geldstrafe bestraft.

§ 7 Klonen

(1) Wer künstlich die Entstehung und Weiterentwicklung eines menschlichen Embryos bewirkt, der die gleiche Erbinformation wie ein anderer Embryo oder wie ein Foetus, ein lebender Mensch oder ein Verstorbener besitzt, wird mit Freiheitsstrafe bis zu fünf Jahren oder mit Geldstrafe bestraft.

(2) Ebenso wird bestraft, wer einen in Absatz 1 bezeichneten Embryo auf eine Frau überträgt.

§ 8 Chimären- und Hybridbildung

(1) Wer

1. Embryonen mit unterschiedlichen Erbinformationen unter Verwendung mindestens eines menschlichen Embryos zu einem entwicklungsfähigen Zellverband vereinigt oder
2. durch Befruchtung einer menschlichen Eizelle mit dem Samen eines Tieres oder durch Befruchtung einer tierischen Eizelle mit dem Samen eines Menschen einen entwicklungsfähigen Embryo erzeugt,

wird mit Freiheitsstrafe bis zu fünf Jahren oder mit Geldstrafe bestraft.

(2) Ebenso wird bestraft, wer einen in Absatz 1 Nr. 1 oder 2 bezeichneten Embryo auf eine Frau überträgt.

§ 9 Begriffsbestimmung

Als Embryo im Sinne dieses Gesetzes gilt bereits die befruchtete Eizelle vom Zeitpunkt der Kernverschmelzung an, ferner jede isolierte totipotente Zelle, die sich zu teilen und zu einem Individuum zu entwickeln vermag.

§ 10 Berlin-Klausel

Dieses Gesetz gilt nach Maßgabe des § 13 Abs. 1 des Dritten Überleitungsgesetzes auch im Land Berlin.

§ 11 Inkrafttreten

Dieses Gesetz tritt am ... in Kraft.

3. Beschlüsse des 56. Deutschen Juristentages zum Thema „Die künstliche Befruchtung“[1]

(Auszug)

Freiheit der Forschung und Embryonenschutz

Mit der Verschmelzung von Ei- und Samenzelle entsteht menschliches Leben, das einen kontinuierlichen Entwicklungsprozeß ohne entscheidende qualitative Zäsuren nimmt. Bereits in diesem Zeitpunkt setzt der Schutz der Verfassung (Art. 1 Abs. 1, Art. 2 Abs. 2 GG) ein, und zwar unabhängig von der Art der Zeugung und davon, ob die Entwicklung innerhalb oder außerhalb des Mutterleibes stattfindet.

Embryonen dürfen nur mit dem Ziel der späteren Implantation und nicht zu Forschungszwecken erzeugt werden. Es dürfen nur soviel Eizellen befruchtet werden, als zur einmaligen Implantation erforderlich sind. Die Kryokonservierung von Eizellen ist aus Gründen der Verhältnismäßigkeit einer Konservierung von Embryonen in jedem Falle vorzuziehen.

Eine Kryokonservierung von Embryonen ist nur zu deren Erhaltung und zum Zwecke einer in zeitlich begrenztem Rahmen liegenden späteren Implantation zulässig.

„Verwaiste Embryonen“ dürfen nur zur Implantation bei einer anderen Frau verwendet werden.

Fehlt eine Implantationsmöglichkeit, sind sie ihrem Schicksal zu überlassen.

Diagnostische und therapeutische Eingriffe in einen zur Implantation vorgesehenen Embryo dürfen nur in seinem eigenen Interesse vorgenommen werden.

Embryonen dürfen niemals Gegenstand kommerzieller Nutzung sein.

[1] Weißbuch Anfang und Ende menschlichen Lebens, S. 119.

4. Instruktion der Kongregation für die Glaubenslehre über die Achtung vor dem beginnenden menschlichen Leben und die Würde der Fortpflanzung[1] *(Donum vitae)*

Antworten auf einige aktuelle Fragen
10. März 1987

[1] Verlautbarungen des Apostolischen Stuhls, Heft 74, hrsg. vom Sekretariat der Deutschen Bischofskonferenz, Bonn.

VORWORT

Die Kongregation für die Glaubenslehre ist von verschiedenen Bischofskonferenzen wie auch von einzelnen Bischöfen, von Theologen, Ärzten und Vertretern der Wissenschaft bezüglich der Übereinstimmung der Grundsätze der katholischen Moral mit den biomedizinischen Techniken befragt worden, die Eingriffe in die Anfangsphase des menschlichen Lebens und in die Fortpflanzungsvorgänge selbst ermöglichen. Die vorliegende Instruktion, Frucht einer umfangreichen Befragung und besonders einer sorgfältigen Bewertung bischöflicher Erklärungen, will nicht die gesamte Lehre der Kirche über die Würde des beginnenden menschlichen Lebens und der Fortpflanzung neu vorlegen, sondern möchte im Licht der vorangegangenen Aussagen des Lehramtes spezifische Antworten auf die in diesem Zusammenhang hauptsächlich erhobenen Fragen bieten.

Die Darlegung ist wie folgt gegliedert: Eine *Einführung* ruft die grundlegenden anthropologischen und moralischen Prinzipien in Erinnerung, die für eine angemessene Bewertung der Probleme und für die Ausarbeitung der Antworten auf diese Fragen notwendig sind; der *erste Teil* hat die Achtung des menschlichen Wesens vom ersten Augenblick seiner Existenz an zum Thema; der *zweite Teil* begegnet den moralischen Fragestellungen, die die Eingriffe der Technik in die menschliche Fortpflanzung aufgeworfen haben; der *dritte Teil* bietet einige Orientierungen über die Beziehungen zwischen dem Sittengesetz und der staatlichen Gesetzgebung über die den menschlichen Embryonen und Föten[2] geschuldete Achtung in bezug auf die Zulässigkeit der Techniken künstlicher Fortpflanzung.

[2] Die Ausdrücke „Zygote", „Prä-Embryo", „Embryo" und „Fötus" können in der Begrifflichkeit der Biologie aufeinanderfolgende Entwicklungsstadien eines menschlichen Wesens bedeuten. Die vorliegende Instruktion macht von diesen Begriffen ohne Scheu Gebrauch, indem sie jedem von ihnen die gleiche ethische Bedeutung zuweist, um die Frucht der menschlichen Zeugung, sei sie nun sichtbar oder nicht, vom ersten Augenblick ihrer Existenz an bis zur Geburt zu bezeichnen. Der Grund für diesen Sprachgebrauch wird im Text erklärt (vgl. I, 1).

EINFÜHRUNG

1. Die biomedizinische Forschung und die Unterweisung der Kirche

Das Geschenk des Lebens, das Gott als Schöpfer und Vater dem Menschen anvertraut hat, verlangt von diesem, sich des unschätzbaren Wertes solchen Lebens bewußt zu werden und die Verantwortung dafür zu übernehmen: Dieses grundlegende Prinzip muß in den Mittelpunkt der Überlegung gestellt werden, um die moralischen Probleme zu klären und zu lösen, die die künstlichen Eingriffe in das beginnende Leben und in die Fortpflanzungsvorgänge aufgeworfen haben.

Dank des Fortschritts der biologischen und medizinischen Wissenschaften kann der Mensch über immer wirksamere therapeutische Mittel verfügen, aber er kann auch neue Macht erwerben, mit unvorhersehbaren Folgen für das menschliche Leben an seinem Beginn selbst und in seinen ersten Stadien. Verschiedene Verfahren ermöglichen heute Eingriffe nicht nur zur Unterstützung, sondern auch zur Beherrschung der Fortpflanzungsvorgänge. Derartige Techniken gestatten es dem Menschen, „sein eigenes Schicksal in die Hand zu nehmen“, aber sie setzen ihn auch „der Versuchung aus, die Grenzen einer vernunftgemäßen Herrschaft über die Natur zu überschreiten“.[3] So sehr sie einen Fortschritt im Dienst am Menschen bedeuten können, bringen sie doch auch schwerwiegende Risiken mit sich. Von vielen kommt daher ein dringender Aufruf, bei den Eingriffen in die Fortpflanzung mögen die Werte und Rechte der menschlichen Person gewahrt werden. Die Anfragen nach Klärung und Orientierung kommen nicht nur von den Gläubigen, sondern auch von denen, die jedenfalls eine Sendung der Kirche, die

[3] Johannes Paul II., Ansprache an die Teilnehmer des 81. Kongresses der italienischen Gesellschaft für Innere Medizin und des 82. Kongresses der italienischen Gesellschaft für Allgemeinchirurgie, *27. Oktober 1980:* AAS *72 (1980)* 1126.

„erfahren in allem Menschlichen"[4] ist, im Dienst der „Zivilisation der Liebe"[5] und des Lebens anerkennen.

Das Lehramt der Kirche tritt nicht im Namen einer besonderen Kompetenz im Bereich der Naturwissenschaften auf, sondern will, nach Kenntnisnahme der Daten der Forschung und Technik, ihrem vom Evangelium kommenden Auftrag und ihrer apostolischen Pflicht gemäß die Morallehre vorlegen, die der Würde der Person und ihrer ganzheitlichen Berufung entspricht. Sie tut es, indem sie die moralischen Urteilskriterien für die Anwendung der wissenschaftlichen Forschung und besonders der auf das menschliche Leben und seine Anfänge bezogenen Technik darlegt. Solche Kriterien sind die Achtung, die Verteidigung und die Förderung des Menschen, sein „ursprüngliches und grundlegendes Recht" auf Leben,[6] seine Würde als Person, mit einer Geistseele begabt, mit moralischer Verantwortung[7] ausgestattet und zur seligen Gemeinschaft mit Gott gerufen.

Das Eingreifen der Kirche ist auch in diesem Bereich getragen von der Liebe, die sie dem Menschen schuldet, dem sie hilft, seine Rechte und Pflichten zu erkennen und zu achten. Diese Liebe nährt sich aus den Quellen der Liebe Christi: Indem sie das Geheimnis des fleischgewordenen Wortes betrachtet, erkennt die Kirche auch das „Geheimnis des Menschen";[8] indem sie das Evangelium des Heiles verkündet, offenbart sie dem Menschen seine Würde und lädt ihn ein, seine Wahrheit in voller Weise zu entdecken. So legt die Kirche erneut das göttliche Gesetz vor, um das Werk der Wahrheit und Befreiung zu tun.

[4] Paul VI., Ansprache vor der Generalversammlung der Vereinten Nationen, *4. Oktober 1965:* AAS *57 (1965), 878;* Enzykl. Populorum progressio, *13:* AAS *59 (1967), 263.*

[5] Paul VI., Homilie bei der heiligen Messe zum Abschluß des Heiligen Jahres, *25. Dezember 1975:* AAS *68 (1976) 145;* Johannes Paul II., Enzykl. Dives in misericordia, *30:* AAS *72 (1980) 1224.*

[6] Johannes Paul II., Ansprache an die Teilnehmer der 35. Generalversammlung des Weltärztebundes, *29. Oktober 1983:* AAS *76 (1984) 390.*

[7] Vgl. Erklärung Dignitatis humanae, *2.*

[8] Pastoralkonst. Gaudium et Spes, *22;* Johannes Paul II., Enzykl. Redemptor hominis *8:* AAS *71 (1979) 270–272.*

Denn es geschieht aus Güte – um den Weg des Lebens zu weisen –, daß Gott den Menschen seine Gebote gibt und die Gnade, sie zu befolgen; und es ist ebenfalls aus Güte – um ihnen zu helfen, auf demselben Weg auszuharren –, daß Gott immer allen seine Vergebung anbietet. Christus hat Mitleid mit unserer Gebrechlichkeit: Er ist unser Schöpfer und unser Erlöser. Möge sein Geist die Herzen für das Geschenk des Friedens Gottes und für das Verständnis seiner Gebote öffnen.

2. Wissenschaft und Technik im Dienst an der menschlichen Person

Gott hat den Menschen nach seinem Bild und Gleichnis erschaffen: „Als Mann und Frau schuf er sie" (*Gen* 1,27) und vertraute ihnen den Auftrag an, „die Erde zu beherrschen" (*Gen* 1,28). Die wissenschaftliche Grundlagenforschung und die angewandte Forschung sind bezeichnender Ausdruck dieser Herrschaft des Menschen über die Schöpfung. Wissenschaft und Technik, kostbare Hilfen für den Menschen, wenn sie sich in seinen Dienst stellen und seine umfassende Entwicklung zum Wohle aller fördern, können nicht für sich allein den Sinn des Daseins und des menschlichen Fortschritts aufzeigen. Auf den Menschen hingeordnet, dem sie ihr Entstehen und ihr Wachstum verdanken, empfangen sie von der Person und ihren moralischen Werten her den Aufweis ihrer Zielsetzung und das Bewußtsein ihrer Grenzen.

Es wäre deshalb illusorisch, die moralische Neutralität der wissenschaftlichen Forschung und ihrer Anwendungen zu fordern; andererseits kann man die Orientierungsmaßstäbe nicht aus der bloßen technischen Effizienz ableiten, noch von dem Nutzen, den sie einigen zum Schaden anderer bringen können oder, noch schlimmer, von den herrschenden Ideologien. Daher erfordern Wissenschaft und Technik aus ihrer innersten Bestimmung heraus die unbedingte Achtung der grundlegenden Kriterien der Moral: Sie müssen also im

Dienst der menschlichen Person stehen, ihrer unveräußerlichen Rechte sowie ihres wahren und ganzheitlichen Wohls gemäß dem Plan und dem Willen Gottes.[9]

Die rasche Entwicklung der technologischen Entdeckungen macht die Forderung nach Achtung der hier in Erinnerung gebrachten Kriterien noch drängender: Eine Wissenschaft ohne Gewissen kann zu nichts anderem führen als zum Untergang des Menschen. „Unsere Zeit braucht mehr als die vergangenen Jahrhunderte diese Weisheit, damit alle neuen Entdeckungen des Menschen auch immer menschlicher werden. Das künftige Geschick der Welt gerät nämlich in Gefahr, wenn nicht weisere Menschen hervortreten."[10]

3. Anthropologie und Eingriffe auf biomedizinischem Gebiet

Welche moralischen Maßstäbe muß man anlegen, um die heute im Umfeld der Biomedizin gestellten Probleme zu klären? Die Antwort auf diese Frage setzt eine angemessene Auffassung über die Natur der menschlichen Person in ihrer leiblichen Dimension voraus.

Denn nur in der Richtung ihrer wahren Natur kann sich die menschliche Person als „geeinte Ganzheit"[11] verwirklichen: Nun ist diese Natur aber zugleich leiblich und geistig. Kraft seiner substantiellen Vereinigung mit einer Geistseele kann der menschliche Leib nicht nur als ein Gefüge von Geweben, Organen und Funktionen angesehen noch auf gleiche Weise wie der Tierkörper bewertet werden, denn er ist konstitutiver Teil der Person, die sich durch ihn manifestiert und ausdrückt.

Das natürliche Sittengesetz drückt die Ziele, Rechte und

[9] Vgl. Pastoralkonst. Gaudium et Spes, *35.*

[10] Pastoralkonst. Gaudium et Spes, *15.* Vgl. auch Paul VI., Enzykl. Populorum progressio, *20:* AAS *59 (1967) 267;* Johannes Paul II., Enzykl. Redemptor hominis, *15:* AAS *71 (1979) 286–289;* Apost. Schreiben Familiaris consortio, *8:* AAS *74 (1982) 89.*

[11] Johannes Paul II., Apost. Schreiben Familiaris consortio, *11:* AAS *74 (1982) 92.*

Pflichten aus, die sich auf die leibliche und geistige Natur der menschlichen Person gründen, und schreibt sie so zugleich vor. Deshalb kann es nicht als Normativität des bloß Biologischen angesehen, sondern muß als vernunftgemäße Ordnung definiert werden, der entsprechend der Mensch vom Schöpfer gerufen ist, sein Leben und seine Handlungen zu leiten und zu regeln und insbesondere den eigenen Leib zu gebrauchen und über ihn zu verfügen.[12]

Eine erste Schlußfolgerung kann aus diesen Prinzipien gezogen werden: Ein Eingriff am menschlichen Leib betrifft nicht nur die Gewebe, Organe und ihre Funktionen, sondern hat auch auf verschiedenen Ebenen mit der Person selbst zu tun. Und insofern trägt er auch moralische Bedeutung und Verantwortlichkeit, vielleicht implizit, aber doch wirklich. Johannes Paul II. bekräftigte vor dem Weltärztebund in aller Deutlichkeit: „Jeder Mensch besteht in seiner unwiederholbaren Einmaligkeit nicht nur aus Geist, sondern auch aus Leib. So berührt man im Leib und durch den Leib die Person als solche in ihrer konkreten Wirklichkeit. Die Würde des Menschen achten bedeutet demzufolge, diese Identität des aus Leib und Seele *einen* Menschen (*corpore et anima unus*) zu wahren, wie das II. Vatikanische Konzil (Pastoralkonst. *Gaudium et Spes,* 14,1) sagt. Auf der Basis dieser anthropologischen Sicht muß man die grundlegenden Kriterien für die notwendigen Entscheidungen im Fall von Eingriffen finden, die nicht streng therapeutischer Art sind, zum Beispiel solchen, die eine Verbesserung der biologischen Beschaffenheit des Menschen zum Ziel haben."[13]

Die Biologie und die Medizin tragen mit ihren Anwendungsformen zum ganzheitlichen Wohl des menschlichen Lebens bei, wenn sie der an Krankheit und Schwachheit leidenden Person in Achtung vor ihrer Würde als Geschöpf Gottes zu Hilfe kommen. Kein Biologe oder Arzt kann sich auf-

[12] Vgl. Paul VI., Enzykl. Humanae vitae, *10:* AAS *60 (1968) 487–488.*

[13] Johannes Paul II., Ansprache an die Teilnehmer der 35. Generalversammlung des Weltärztebundes, *29. Oktober 1983:* AAS *76 (1984) 393.*

grund seiner wissenschaftlichen Kompetenz vernünftigerweise anmaßen, über Ursprung und Ziel der Menschen zu entscheiden. Diese Norm muß man in besonderer Weise im Bereich von Sexualität und Fortpflanzung anwenden, in dem Mann und Frau die grundlegenden Werte des Lebens und der Liebe verwirklichen.

Gott, der Liebe und Leben ist, hat Mann und Frau die Berufung zu einer besonderen Teilhabe an seinem Geheimnis personaler Gemeinschaft wie auch an seinem Werk als Schöpfer und Vater eingeprägt.[14] Deshalb besitzt die Ehe spezifische Güter und Werte in bezug auf die Vereinigung und die Fortpflanzung, die nicht mit denen vergleichbar sind, welche bei niedrigeren Formen des Lebens bestehen. Solche Werte und Sinngehalte der personalen Ordnung bestimmen aus moralischer Sicht den Sinn und die Grenzen künstlicher Eingriffe in die Fortpflanzung und den Ursprung menschlichen Lebens. Diese Eingriffe sind nicht etwa deshalb abzulehnen, weil sie künstlich sind. Insofern zeigen sie die Möglichkeiten ärztlicher Kunst auf, aber man muß sie aus moralischer Sicht bewerten, indem man sie auf die Würde der menschlichen Person bezieht, die gerufen ist, die göttliche Berufung zum Geschenk der Liebe und zum Geschenk des Lebens zu verwirklichen.

4. Grundlegende Kriterien für ein moralisches Urteil

Die grundlegenden Werte, die mit den Techniken der künstlichen Fortpflanzung verbunden sind, sind zwei: das Leben des menschlichen Wesens, das ins Dasein gerufen wird, und die Einzigartigkeit seiner Weitergabe in der Ehe. Das moralische Urteil über solche Techniken künstlicher Zeugung muß infolgedessen in Bezugnahme auf diese Werte formuliert werden.

[14] Johannes Paul II., Apost. Schreiben Familiaris consortio, *11:* AAS *74 (1982) 91–92.* Vgl. auch Pastoralkonst. Gaudium et Spes, *50.*

Das physische Leben, durch das der menschliche Lebensweg in der Welt beginnt, schöpft sicherlich in sich nicht den ganzen Wert der Person aus, noch stellt es das höchste Gut des Menschen dar, der zur Ewigkeit berufen ist. Trotzdem ist es in gewisser Weise der „fundamentale" Wert, gerade weil sich alle anderen Werte der menschlichen Person auf das physische Leben gründen und sich von da aus entfalten.[15] Die Unverletzlichkeit des Rechts auf Leben des unschuldigen menschlichen Wesens „vom Augenblick der Empfängnis an bis zum Tode"[16] ist ein Zeichen und ein Erfordernis der Unverletzlichkeit der Person selbst, der der Schöpfer das Geschenk des Lebens gemacht hat.

Im Vergleich mit der Weitergabe der anderen Lebensformen im Universum hat die Weitergabe des menschlichen Lebens ihre Einzigartigkeit, die sich aus der Einzigartigkeit der Person selbst ableitet. „Die Weitergabe des menschlichen Lebens ist von Natur aus einem personalen und bewußten Akt anvertraut und als solcher den heiligsten Gesetzen Gottes unterstellt. Diese Gesetze sind unveränderlich und unverletzlich; niemand darf sie mißachten und übertreten. Darum darf man keine Mittel gebrauchen und keinen Methoden folgen, die bei der pflanzlichen und tierischen Fortpflanzung erlaubt sein können."[17]

Die Fortschritte der Technik haben heute eine Zeugung ohne sexuelle Beziehung ermöglicht, und zwar mittels des Zusammenführens der Keimzellen *in vitro*, die zuvor von Mann und Frau gewonnen wurden. Aber das, was technisch möglich ist, ist nicht auch deshalb schon moralisch annehmbar. Die Besinnung der Vernunft auf die grundlegenden Werte des Lebens und der menschlichen Fortpflanzung ist infolgedessen unentbehrlich, um zu einer moralischen Wertung

[15] Hl. Kongregation für die Glaubenslehre, Erklärung zur vorsätzlichen Abtreibung, *9:* AAS *66 (1974) 736–737.*

[16] Johannes Paul II., Ansprache an die Teilnehmer der 35. Generalversammlung des Weltärztebundes, *29. Oktober 1983:* AAS *76 (1984) 390.*

[17] Johannes XXIII., Enzykl. Mater et Magistra, *III:* AAS *53 (1961) 447.*

solcher Eingriffe der Technik am menschlichen Wesen schon von den ersten Stadien seiner Entwicklung an zu kommen.

5. Unterweisungen des Lehramtes

Das Lehramt der Kirche bietet seinerseits auch in diesem Bereich der menschlichen Vernunft das Licht der Offenbarung an: Die Lehre vom Menschen, wie sie das Lehramt darlegt, enthält viele Elemente, welche die hier anstehenden Probleme erhellen.

Vom Augenblick der Empfängnis an muß jedes menschliche Wesen in absoluter Weise geachtet werden, weil der Mensch auf der Erde die einzige Kreatur ist, die Gott „um ihrer selbst willen gewollt" hat,[18] und die Geistseele jedes Menschen von Gott „unmittelbar geschaffen" ist;[19] sein ganzes Wesen trägt das Abbild des Schöpfers. Das menschliche Leben ist heilig, weil es von seinem Beginn an „der Schöpfermacht Gottes"[20] bedarf und für immer in einer besonderen Beziehung zu seinem Schöpfer bleibt, seinem einzigen Ziel.[21] Nur Gott ist der Herr des Lebens von seinem Anfang bis zu seinem Ende: Niemand darf sich, unter keinen Umständen, das Recht anmaßen, ein unschuldiges menschliches Wesen direkt zu zerstören.[22]

Die menschliche Fortpflanzung erfordert das verantwortliche Mitwirken der Eheleute mit der fruchtbaren Liebe Gottes;[23] das Geschenk des menschlichen Lebens muß innerhalb

[18] Pastoralkonst. Gaudium et Spes, *24.*

[19] Vgl. Pius XII., Enzykl. Humani generis: AAS *42 (1950) 575;* Paul VI., Professio fidei: AAS *60 (1968) 436.*

[20] Johannes XXIII., Enzykl. Mater et Magistra, *III:* AAS *53 (1961) 447;* vgl. Johannes Paul II., Ansprache an die an einem Studienseminar „Über die verantwortliche Elternschaft" teilnehmenden Priester, *17. September 1983:* Insegnamenti di Giovanni Paolo II, *VI, 2 (1983) 562:* „Am Anfang jeder menschlichen Person steht ein schöpferischer Akt Gottes: Kein Mensch kommt durch Zufall ins Dasein; er ist immer der Zielpunkt der schöpferischen Liebe Gottes."

[21] Vgl. Pastoralkonst. Gaudium et Spes, *24.*

[22] Vgl. Pius XII., Ansprache an die medizinisch-biologische Vereinigung „St. Lukas", *12. November 1944:* Discorsi e Radiomessaggi *IV (1944–1945) 191–192.*

[23] Vgl. Pastoralkonst. Gaudium et Spes, *24.*

der Ehe mittels der spezifischen und ausschließlichen Akte der Eheleute verwirklicht werden gemäß den Gesetzen, die ihnen als Personen und ihrer Vereinigung eingeprägt sind.[24]

I. DIE ACHTUNG VOR DEM MENSCHLICHEN EMBRYO

Eine aufmerksame Betrachtung dieser Unterweisung des Lehramts und der oben erwähnten Vernunfterkenntnisse erlaubt eine Antwort auf die vielfältigen moralischen Probleme zu geben, die durch die technischen Eingriffe am menschlichen Wesen in den Anfangsstadien seines Lebens und in die Abläufe seiner Empfängnis aufgeworfen wurden.

1. Welche Achtung schuldet man dem menschlichen Embryo aufgrund seiner Natur und seiner Identität?

Jedes menschliche Wesen muß – als Person – vom ersten Augenblick seines Daseins an geachtet werden.

Die Einführung von Verfahren der künstlichen Befruchtung hat verschiedenenartige Eingriffe an menschlichen Embryonen und Föten möglich gemacht. Die verfolgten Ziele sind verschiedener Natur, nämlich diagnostischer und therapeutischer, wissenschaftlicher und kommerzieller Art. Aus alldem entstehen schwerwiegende Probleme. Kann man von einem Recht sprechen, Experimente an menschlichen Embryonen zu wissenschaftlichen Forschungszwecken vorzunehmen? Welche Normen oder welche Gesetzgebung müssen für diese Materie erarbeitet werden? Die Antwort auf sol-

[24] Vgl. Pastoralkonst. Gaudium et Spes, *51:* „Wenn es sich daher um das Zusammengehen von ehelicher Liebe und verantwortlicher Weitergabe des Lebens handelt, hängt die sittliche Qualität der Handlungsweise nicht allein von der guten Absicht und Bewertung der Motive ab, sondern auch von objektiven Kriterien, die sich aus dem Wesen der menschlichen Person und ihrer Akte ergeben und die sowohl den vollen Sinn gegenseitiger Hingabe als auch den einer wirklich humanen Zeugung in wirklicher Liebe wahren."

che Probleme setzt eine vertiefte Reflexion über die Natur und die wahre Identität – man spricht vom „Status" – des menschlichen Embryos voraus.

Die Kirche hat ihrerseits auf dem II. Vatikanischen Konzil dem heutigen Menschen von neuem ihre gleichbleibende und sichere Lehre vorgelegt, wonach das „menschliche Leben von der Empfängnis an mit höchster Sorgfalt zu schützen ist. Abtreibung und Tötung des Kindes sind verabscheuungswürdige Verbrechen".[25] Jüngst erklärte die vom Hl. Stuhl veröffentlichte *Charta der Familienrechte:* „Menschliches Leben muß vom Augenblick der Empfängnis an absolut geachtet und geschützt werden."[26]

Diese Kongregation weiß um die aktuellen Diskussionen über den Beginn des menschlichen Lebens, über die Individualität von menschlichen Wesen und über die Identität der menschlichen Person. Sie erinnert an die Lehren, die in der *Erklärung zur vorsätzlichen Abtreibung* enthalten sind: „Von dem Augenblick an, in dem die Eizelle befruchtet wird, beginnt ein neues Leben, welches weder das des Vaters noch das der Mutter ist, sondern das eines neuen menschlichen Wesens, das sich eigenständig entwickelt. Es würde niemals menschlich werden, wenn es das nicht schon von diesem Augenblick an gewesen wäre. Die neuere Genetik bestätigt diesen Sachverhalt, der immer eindeutig war..., in eindrucksvoller Weise. Sie hat gezeigt, daß schon vom ersten Augenblick an eine feste Struktur dieses Lebewesens vorliegt: eines Menschen nämlich, und zwar dieses konkreten menschlichen Individuums, das schon mit all seinen genau umschriebenen charakteristischen Merkmalen ausgestattet ist. Mit der Befruchtung beginnt das Abenteuer des menschlichen Lebens, dessen einzelne bedeutende Anlagen Zeit brauchen, um richtig entfaltet und zum Handeln bereit zu werden."[27] Diese

[25] Pastoralkonst. Gaudium et Spes, *51.*
[26] Hl. Stuhl, Charta der Familienrechte, *4:* L'Osservatore Romano, *25. November 1983.*
[27] Hl. Kongregation für die Glaubenslehre, Erklärung zur vorsätzlichen Abtreibung, *12–13:* AAS *66 (1974) 738.*

Lehre bleibt gültig und wird außerdem, wenn dies noch notwendig wäre, von neueren Forschungsergebnissen der Humanbiologie bestätigt, die anerkennt, daß in der aus der Befruchtung hervorgehenden Zygote[28] sich die biologische Identität eines neuen menschlichen Individuums bereits konstituiert hat.

Sicherlich kann kein experimentelles Ergebnis für sich genommen ausreichen, um eine Geistseele erkennen zu lassen; dennoch liefern die Ergebnisse der Embryologie einen wertvollen Hinweis, um mit der Vernunft eine personale Gegenwart schon von diesem ersten Erscheinen eines menschlichen Wesens an wahrzunehmen: Wie sollte ein menschliches Individuum nicht eine menschliche Person sein? Das Lehramt hat sich nicht ausdrücklich auf Aussagen philosophischer Natur festgelegt, bekräftigt aber beständig die moralische Verurteilung einer jeden vorsätzlichen Abtreibung. Diese Lehre hat sich nicht geändert und ist unveränderlich.[29]

Deshalb erfordert die Frucht der menschlichen Zeugung vom ersten Augenblick ihrer Existenz an, also von der Bildung der Zygote an, jene unbedingte Achtung, die man dem menschlichen Wesen in seiner leiblichen und geistigen Ganzheit sittlich schuldet. Ein menschliches Wesen muß vom Augenblick seiner Empfängnis an als Person geachtet und behandelt werden, und infolgedessen muß man ihm von diesem selben Augenblick an die Rechte der Person zuerkennen und darunter vor allem das unverletzliche Recht jedes unschuldigen menschlichen Wesens auf Leben.

Dieser Verweis auf die kirchliche Lehre liefert das grundlegende Kriterium für die Lösung der verschiedenen Probleme, die durch die Entwicklung der biomedizinischen Wissenschaften auf diesem Gebiet entstanden sind: Da er als Person behandelt werden muß, muß der Embryo im Maß des Mögli-

[28] Die Zygote ist die Zelle, die aus der Verschmelzung der Kerne der beiden Keimzellen entsteht.

[29] Vgl. Paul VI., Ansprache an die Teilnehmer des XXIII. Nationalen Kongresses der Katholischen Juristen Italiens, *9. Dezember 1972:* AAS *64 (1972) 777.*

chen wie jedes andere menschliche Wesen im Rahmen der medizinischen Betreuung auch in seiner Integrität verteidigt, versorgt und geheilt werden.

2. Ist die vorgeburtliche Diagnostik moralisch erlaubt?

Wenn die vorgeburtliche Diagnostik das Leben und die Integrität des Embryos und des menschlichen Fötus achtet und auf dessen individuellen Schutz oder Heilung ausgerichtet ist, ist die Antwort positiv.

Die vorgeburtliche Diagnostik läßt tatsächlich den Zustand des Embryos und des Fötus erkennen, solange er sich noch im Mutterleib befindet. Sie erlaubt die frühzeitigere und wirksamere Durchführung oder Planung einiger therapeutischer, medizinischer oder chirurgischer Eingriffe.

Eine solche Diagnostik ist erlaubt, wenn die angewandten Methoden – mit der Zustimmung der entsprechend informierten Eltern – das Leben und die Integrität des Embryos und seiner Mutter wahren, ohne sie unverhältnismäßigen Risiken auszusetzen.[30] Aber sie steht in schwerwiegender Weise im Gegensatz zum Moralgesetz, falls sie – je nachdem, wie die Ergebnisse ausfallen – die Möglichkeit in Erwägung zieht, eine Abtreibung durchzuführen. So darf eine Diagnose, die das Bestehen einer Mißbildung oder einer Erbkrankheit anzeigt, nicht gleichbedeutend mit einem Todesurteil

[30] Die Verpflichtung, unverhältnismäßige Risiken zu vermeiden, erfordert eine wirkliche Achtung der menschlichen Wesen und die Lauterkeit der therapeutischen Absichten. Dies schließt ein, daß der Arzt „vor allem sorgfältig die eventuellen negativen Folgen abwägen muß, welche die notwendige Anwendung einer bestimmten Untersuchungstechnik auf den Embryo haben kann, und den Rückgriff auf diagnostische Verfahren meidet, über deren ehrenhafte Finalität und grundsätzliche Unschädlichkeit man keine ausreichenden Garantien besitzt. Und wenn – wie es häufig bei menschlichen Entscheidungen vorkommt – ein Risiko in Kauf genommen werden muß, muß er dafür Sorge tragen festzustellen, daß es gerechtfertigt ist durch eine wirkliche Dringlichkeit der Diagnose und der Wichtigkeit der Resultate, die damit zugunsten dieses Embryos gewinnbar sind“ (Johannes Paul II., Ansprache an die Teilnehmer der Tagung der „Bewegung für das Leben“, *3. Dezember 1982:* Insegnamenti di Giovanni Paolo II, *V, 3 [1982] 1512*). Diese Präzisierung des „verhältnismäßigen Risikos“ muß man auch in den folgenden Abschnitten dieser Instruktion vor Augen haben, und zwar immer dann, wenn dieser Begriff auftaucht.

sein. Deshalb würde die Frau schwerwiegend unerlaubt handeln, die die Diagnostik mit der bestimmten Absicht verlangte, eine Abtreibung vorzunehmen, falls die Resultate das Vorliegen einer Mißbildung oder Anomalie bestätigten. In gleicher Weise würden der Ehegatte, die Eltern oder jeder andere gegen die Moral handeln, falls sie der Schwangeren die Diagnose mit dem gleichen Ziel rieten oder auferlegten, gegebenenfalls bis zur Abtreibung zu gehen. Genauso würde sich der Spezialist der unerlaubten Beihilfe schuldig machen, der beim Durchführen der Diagnose und beim Mitteilen des Ergebnisses absichtlich dazu beitrüge, eine Verbindung zwischen vorgeburtlicher Diagnose und Abtreibung herzustellen.

Verurteilen muß man schließlich als Verletzung des Rechts auf Leben in bezug auf den Ungeborenen und als Eindringen in die ursprünglichen Rechte und Pflichten der Eheleute eine Richtlinie oder ein Programm der staatlichen Autoritäten des Gesundheitswesens oder wissenschaftlicher Organisationen, die in irgendeiner Weise die Verbindung zwischen vorgeburtlicher Diagnose und Abtreibung begünstigen oder sogar die Schwangeren dazu brächten, sich einer planmäßigen vorgeburtlichen Diagnostik mit dem Zweck zu unterziehen, Föten, die von Mißbildungen oder Erbkrankheiten betroffen sind bzw. solche übertragen, zu vernichten.

3. Sind therapeutische Eingriffe am menschlichen Embryo erlaubt?

Wie bei jedem medizinischen Eingriff an Patienten *müssen die Eingriffe am menschlichen Embryo unter der Bedingung als erlaubt angesehen werden, daß sie das Leben und die Integrität des Embryos achten und für ihn nicht unverhältnismäßige Risiken mit sich bringen, sondern seine Heilung, die Besserung seines Gesundheitszustandes oder sein individuelles Überleben zum Ziel haben.*

Welcher Art auch immer die medizinische Therapie ist, sei

sie nun chirurgischer oder anderer Natur, ist die nach entsprechender Information freie Zustimmung der Eltern erforderlich, gemäß den im Fall von Kindern vorgesehenen berufsethischen Regeln. Die Anwendung dieses moralischen Prinzips kann im Fall des Lebens von Embryonen oder von Föten subtile und besondere Vorsichtsmaßnahmen erfordern.

Die Erlaubtheit und die Kriterien für solche Eingriffe sind von Johannes Paul II. klar ausgedrückt worden: „Ein rein therapeutischer Eingriff, dessen Zweck die Heilung verschiedener Krankheiten ist – wie etwa jener, die auf Mißbildungen der Chromosomen zurückzuführen sind –, kann grundsätzlich als wünschenswert betrachtet werden, vorausgesetzt, daß er auf eine wahre Förderung des persönlichen Wohles des Individuums zielt, ohne seine Integrität zu verletzen oder seine Lebensbedingungen zu verschlechtern. Ein solcher Eingriff entspricht tatsächlich in seiner Logik der Tradition der christlichen Moral."[31]

4. Wie sind Forschung und Experimente[32] mit menschlichen Embryonen und Föten moralisch zu bewerten?

Die medizinische Forschung muß sich der Eingriffe in lebende Embryonen enthalten, es sei denn, es bestehe die moralische Si-

[31] Johannes Paul II., Ansprache an die Teilnehmer der 35. Generalversammlung des Weltärztebundes, *29. Oktober 1983:* AAS *76 (1984) 392.*

[32] Da die Ausdrücke „Forschung" und „Versuch" häufig äquivalent und zweideutig benutzt werden, erscheint es notwendig, die ihnen im vorliegenden Dokument beigelegte Bedeutung zu präzisieren.
1) Unter *Forschung* wird jede induktiv-deduktive Vorgehensweise verstanden, die darauf zielt, die systematische Untersuchung eines vorliegenden Phänomens im menschlichen Bereich zu fördern oder eine aus früheren Untersuchungen hervorgegangene Hypothese zu überprüfen.
2) Unter *Experiment* wird jede Forschung verstanden, in der das menschliche Wesen (in den verschiedenen Abschnitten seiner Existenz: als Embryo, Kind oder Erwachsener) den Gegenstand darstellt, mittels dessen oder an dem die Wirkung einer gegebenen Behandlungsmethode (z. B. eine pharmakologische, teratogene, chirurgische etc.), sei sie nun bekannt oder noch nicht bekannt, geprüft werden soll.

cherheit, daß weder dem Leben noch der Integrität des Ungeborenen und der Mutter ein Schaden droht, und unter der Bedingung, daß die Eltern nach entsprechender Information ihre freie Zustimmung zu diesem Eingriff gegeben haben. Daraus folgt, daß jede Forschung, auch wenn sie sich lediglich auf die Untersuchung des Embryos beschränkte, unerlaubt würde, wenn sie wegen der angewandten Methoden oder der herbeigeführten Wirkungen eine Gefahr für die körperliche Unversehrtheit oder das Leben des Embryos bedeutete.

In bezug auf die Experimente muß man die generelle Unterscheidung zwischen denjenigen voraussetzen, die keine direkten therapeutischen Zielsetzungen haben, und solchen, die eindeutig therapeutisch für das Subjekt selbst sind. Zum anderen muß man der Sache nach zwischen dem Experiment mit noch lebenden Embryonen und dem Experiment mit toten Embryonen unterscheiden. *Wenn sie leben, müssen sie, ob lebensfähig oder nicht, wie alle menschlichen Personen geachtet werden; das nicht direkt therapeutische Experiment mit Embryonen ist unerlaubt.*[33]

Keine Zielsetzung, auch wenn sie als solche ehrenwert ist, wie die Voraussicht eines Nutzens für die Wissenschaft, für andere menschliche Wesen oder für die Gesellschaft, kann in irgendeiner Weise Experimente mit noch lebenden Embryonen oder Föten rechtfertigen, seien sie nun lebensfähig oder nicht, im Mutterleib oder außerhalb von ihm. Die Zustimmung nach vorhergehender Information, die für klinische Versuche am Erwachsenen normalerweise verlangt wird, kann von den Eltern nicht geleistet werden; diese können weder über die körperliche Integrität noch über das Leben des Ungeborenen verfügen. Andererseits bringen Versuche mit Embryonen und Föten stets die Gefahr, ja sogar in der

[33] Vgl. Johannes Paul II., Ansprache an die Teilnehmer eines Treffens der Päpstlichen Akademie der Wissenschaften, *23. Oktober 1982:* AAS *75 (1983) 37:* „Ich verurteile ausdrücklich und offiziell experimentelle Eingriffe am menschlichen Embryo, da ein menschliches Wesen vom Augenblick der Zeugung bis zum Tod für keinen wie immer gearteten Zweck mißbraucht werden darf."

Mehrzahl der Fälle die sichere Voraussicht eines Schadens für ihre physische Integrität oder sogar ihres Todes mit sich.

Den menschlichen Embryo oder den Fötus als Gegenstand oder Mittel für Experimente zu benutzen, stellt ein Verbrechen gegen deren Würde als menschliche Wesen dar, denen dasselbe Recht auf Achtung wie dem schon geborenen Kind und jeder menschlichen Person zusteht. Die vom Heiligen Stuhl veröffentlichte *Charta der Familienrechte* erklärt: „Die Achtung vor der Würde des menschlichen Wesens schließt jede Art von experimenteller Manipulation oder Verwertung des menschlichen Embryos aus."[34] Die Praxis, menschliche Embryonen *in vivo* oder *in vitro* für experimentelle oder kommerzielle Zwecke am Leben zu erhalten, steht in völligem Widerspruch zur menschlichen Würde.

Im Fall eines eindeutig therapeutischen Experiments kann die Zuhilfenahme von Pharmaka oder noch nicht vollständig erprobter Methoden erlaubt sein, wenn es sich nämlich um die Anwendung experimenteller Behandlungsmethoden zum Wohl des Embryos selbst handelt, um in einem letzten Versuch – mangels anderer sicherer Therapien – dessen Leben zu retten.[35]

Die Leichen menschlicher Embryonen und Föten, seien sie nun vorsätzlich abgetrieben oder nicht, müssen geachtet werden wie die sterblichen Überreste von anderen menschlichen Wesen. Besonders dürfen sie nicht Verstümmelungen oder Obduktionen ausgesetzt werden, solange ihr Tod nicht mit Sicherheit festgestellt wurde, und nicht ohne die Zustimmung der El-

[34] Hl. Stuhl, Charta der Familienrechte, *4b:* L'Osservatore Romano, *25. November 1983.*

[35] Vgl. Johannes Paul II., Ansprache an die Teilnehmer der Tagung der „Bewegung für das Leben", *3. Dezember 1982:* Insegnamenti di Giovanni Paolo II, *V, 3 (1982) 1511:* „Unannehmbar ist jede Art von Experiment mit dem Fötus, das dessen Integrität schädigen oder seinen gesundheitlichen Zustand verschlimmern könnte, es sei denn, es handelt sich um einen letzten Versuch, ihn vom Tod zu retten." Hl. Kongregation für die Glaubenslehre, Erklärung zur Euthanasie, *4:* AAS *72 (1980) 550:* „In Ermangelung anderer Mittel ist es mit Zustimmung des Kranken zulässig, sich der von den Fortschritten der Medizin zur Verfügung gestellten Heilmittel zu bedienen, auch wenn sich diese noch im Versuchsstadium befinden und nicht ohne Risiko sind."

tern oder der Mutter. Darüber hinaus muß immer die moralische Forderung bestehen bleiben, daß dabei keine Beihilfe zu einer gewollten Abtreibung stattgefunden hat und daß die Gefahr des Ärgernisses vermieden wird. Auch im Fall verstorbener Föten muß, wie bei den Leichen Erwachsener, jede kommerzielle Praxis als unerlaubt erachtet und verboten werden.

5. Wie ist die Benutzung der durch In-vitro-Befruchtung erlangten Embryonen zu Forschungszwecken moralisch zu bewerten?

Die in vitro gezeugten Embryonen sind menschliche Wesen und Rechtssubjekte: Ihre Würde und ihr Recht auf Leben müssen schon vom ersten Augenblick ihrer Existenz an geachtet werden. *Es ist unmoralisch, menschliche Embryonen zum Zweck der Verwertung als frei verfügbares „biologisches Material" herzustellen.*

In der üblichen Praxis der In-vitro-Befruchtung werden nicht alle Embryonen in den Mutterleib übertragen; einige werden zerstört. So wie sie die vorsätzliche Abtreibung verurteilt, verbietet die Kirche auch jeden Anschlag auf das Leben dieser menschlichen Wesen. *Es ist nötig, auf die besondere Schwere der freiwilligen Zerstörung der menschlichen Embryonen hinzuweisen, die nur zum Zweck der Forschung – sei es mittels künstlicher Befruchtung, sei es mittels „Zwillingsspaltung" – in vitro hergestellt worden sind.* Der Forscher, der so handelt, setzt sich an die Stelle Gottes und macht sich, auch wenn er sich dessen nicht bewußt ist, zum Herrn des Geschicks anderer, insofern er sowohl nach Belieben auswählt, wen er leben läßt und wen er zum Tod verurteilt, als auch insofern er wehrlose Menschen umbringt.

Aus demselben Grund sind Beobachtungs- und Versuchsmethoden, die in vitro gewonnenen Embryonen Schaden zufügen oder sie schwerwiegenden und unverhältnismäßigen Risiken aussetzen, moralisch unerlaubt. Jedes menschliche

Wesen muß um seiner selbst willen geachtet werden und darf nicht auf den bloßen und einfachen Wert eines Mittels zum Vorteil anderer herabgewürdigt werden. *Es entspricht deshalb nicht der Moral, in vitro hervorgebrachte Embryonen bewußt dem Tod auszusetzen.* Infolge der Tatsache, daß sie *in vitro* hergestellt wurden, bleiben diese nicht in den Mutterleib übertragenen und als „überzählig“ bezeichneten Embryonen einem absurden Schicksal ausgesetzt, ohne Möglichkeit, ihnen sichere und moralisch einwandfreie Überlebensmöglichkeiten bieten zu können.

6. Welches Urteil ist über die anderen Verfahren zur Manipulation von Embryonen im Zusammenhang mit den „Techniken menschlicher Reproduktion“ abzugeben?

Die Techniken der *In-vitro*-Befruchtung können die Möglichkeit für andere Formen biologischer oder genetischer Manipulation menschlicher Embryonen eröffnen, und zwar: Versuche oder Pläne zur Befruchtung zwischen menschlichen und tierischen Keimzellen und zur Austragung menschlicher Embryonen in tierischen Gebärmüttern; das hypothetische Vorhaben oder den Plan, künstliche Gebärmütter für den menschlichen Embryo zu konstruieren. *Diese Verfahren widersprechen der dem Embryo eigenen Würde als eines menschlichen Wesens und verletzen gleichzeitig das Recht jeder Person, innerhalb der Ehe und durch die Ehe empfangen und geboren zu werden.*[36] *Auch die Versuche und Hypothesen, die darauf abzielen, ein menschliches Wesen ohne jede Verbindung mit der Sexualität mittels „Zwillingsspaltung“, Klonierens oder*

[36] Niemand kann vor seinem Dasein ein subjektives Recht auf Beginn seiner Existenz geltend machen; es ist jedoch legitim, das Recht des Kindes zu bejahen, einen ganz und gar menschlichen Ursprung durch die der personalen Natur des menschlichen Wesens entsprechende Empfängnis zu haben. Das Leben ist ein Geschenk, dem sowohl das Subjekt, das es empfängt, als auch die Subjekte, die es weitergeben, in würdiger Weise entsprechen müssen. Diese Präzisierung muß man auch für das, was zur künstlichen menschlichen Fortpflanzung gesagt werden wird, vor Augen haben.

Parthenogenese zu gewinnen, stehen im Gegensatz zur Moral, weil sie sowohl der Würde der menschlichen Fortpflanzung als auch derjenigen der ehelichen Vereinigung widersprechen.

Auch das Einfrieren der Embryonen, selbst wenn es zur Garantie der Lebenserhaltung des Embryos durchgeführt wird (Kryokonservierung), *stellt eine Beleidigung der dem menschlichen Wesen geschuldeten Achtung dar,* insofern es sie schwerwiegenden Gefahren des Todes oder der Schädigung ihrer physischen Integrität aussetzt, sie zumindest zeitweise der mütterlichen Aufnahme und Austragung entzieht und sie einer von weiteren Verletzungen und Manipulationen bedrohten Lage aussetzt.

Einige Versuche, in das chromosomale oder das genetische Gut einzugreifen, sind nicht therapeutischer Natur, sondern zielen auf die Produktion menschlicher Wesen, die nach dem Geschlecht oder anderen vorher festgelegten Eigenschaften ausgewählt werden. Diese Manipulationen stehen im Gegensatz zur personalen Würde des menschlichen Wesens, seiner Integrität und seiner Identität. Sie können daher in keiner Weise gerechtfertigt werden im Blick auf mögliche wohltätige Folgen für die künftige Menschheit.[37] Jede Person muß um ihrer selbst willen geachtet werden: Darin besteht die Würde und das Recht jedes menschlichen Wesens schon von seinem Beginn an.

II. EINGRIFFE IN DIE MENSCHLICHE FORTPFLANZUNG

Unter „künstlicher Fortpflanzung“ oder „künstlicher Befruchtung“ werden hier die verschiedenen technischen Verfahren verstanden, die darauf abzielen, eine menschliche Empfängnis in anderer Weise als durch die sexuelle Vereini-

[37] Vgl. Johannes Paul II., Ansprache an die Teilnehmer der 35. Generalversammlung des Weltärztebundes, *29. Oktober 1983:* AAS *76 (1984) 391.*

gung von Mann und Frau zu erreichen. Die Instruktion handelt von der Befruchtung einer Eizelle im Reagenzglas (*In-vitro*-Befruchtung) und von der künstlichen Besamung mittels Übertragung vorher gewonnenen Samens in die Geschlechtsorgane der Frau.

Ein erster Punkt für die moralische Bewertung derartiger Techniken ergibt sich aus der Betrachtung der Umstände und Folgen, die diese in bezug auf die dem menschlichen Embryo geschuldete Achtung mit sich bringen. Die Durchsetzung der Praxis der *In-vitro*-Befruchtung hat unzählige Befruchtungen und Zerstörungen menschlicher Embryonen gefordert. Noch heute setzt sie üblicherweise eine gesteigerte Eizellenbildung der Frau voraus: mehrere Eizellen werden entnommen, befruchtet und einige Tage lang *in vitro* kultiviert. Im allgemeinen werden nicht alle in die Geschlechtsorgane der Frau übertragen; einige gewöhnlich als „überzählig" bezeichnete Embryonen werden zerstört oder eingefroren. Manchmal werden einige der eingepflanzten Embryonen aus verschiedenen eugenischen, wirtschaftlichen oder psychologischen Gründen geopfert. Eine derartige frei gewollte Zerstörung menschlicher Wesen oder ihre Verwertung zu verschiedenen Zwecken, zum Schaden ihrer Integrität und ihres Lebens, widerspricht der schon in Erinnerung gebrachten Lehre bezüglich der vorsätzlichen Abtreibung.

Die Verbindung zwischen der Befruchtung *in vitro* und der frei gewollten Vernichtung menschlicher Embryonen bestätigt sich allzu häufig. Das ist bezeichnend: Mit diesen Verfahren, deren Zielsetzungen scheinbar entgegengesetzt sind, werden das Leben und der Tod den Entscheidungen des Menschen unterworfen, der sich so selbst zum Herrn über Leben und Tod nach Belieben macht. Diese Dynamik von Gewalt und Herrschaft kann gerade bei denen unbemerkt bleiben, die sie benutzen wollen und sich ihr dabei unterwerfen. Die in Erinnerung gebrachten Fakten und die kalte Logik, die sie verbindet, müssen für ein moralisches Urteil über die *FIVET* (In-vitro-Befruchtung und Embryoübertragung) in die Überlegungen einbezogen werden: Die Abtreibungsmentalität, die sie möglich gemacht hat, führt so – ob man will oder nicht – zu einer Herrschaft des Menschen über Leben und Tod von seinesgleichen, die zu einer radikalen Erbauslese werden kann.

Doch derartige Mißbräuche entbinden nicht von einer vertieften und weitergehenden ethischen Reflexion über die künstlichen Fortpflanzungstechniken, in sich selbst betrachtet, indem man, soweit es überhaupt möglich ist, von der Zerstörung der *in vitro* erzeugten Embryonen absieht. Die vorliegende Instruktion wird deshalb an erster Stelle die Probleme, die von der heterologen künstlichen Befruchtung (II, 1–3)[38] aufgeworfen werden, in Betracht ziehen und anschließend jene, die mit der homologen künstlichen Besamung (hier wohl gemeint „Befruchtung", d. Hrsg.) (II, 4–6)[39] verbunden sind.

Bevor wir jede von ihnen ethisch beurteilen, werden die Grundsätze und Werte betrachtet, die die moralische Beurteilung jedes dieser Verfahren bestimmen.

[38] Die Instruktion versteht unter der Bezeichnung *heterologe künstliche Befruchtung oder Zeugung* die Techniken, die darauf ausgerichtet sind, in künstlicher Weise eine menschliche Empfängnis herbeizuführen, und zwar ausgehend von Keimzellen, die mindestens von einem Spender stammen, der von den in der Ehe verbundenen Gatten verschieden ist. Solche Techniken können von zweierlei Art sein:
a) *heterologe FIVET:* Die Technik, die darauf ausgerichtet ist, eine menschliche Empfängnis herbeizuführen, und zwar durch die *In-vitro*-Begegnung von Keimzellen, die mindestens von einem Spender stammen, der von den in der Ehe verbundenen Gatten verschieden ist.
b) *künstliche heterologe Besamung:* Die Technik, die darauf ausgerichtet ist, eine menschliche Empfängnis herbeizuführen, und zwar durch die Übertragung von Samen in die Geschlechtsorgane der Frau, der von einem vom Ehemann verschiedenen Spender stammt.

[39] Die Instruktion versteht unter *homologer künstlicher Befruchtung oder Zeugung* die Technik, die darauf ausgerichtet ist, eine menschliche Empfängnis herbeizuführen, und dabei von den Keimzellen zweier verheirateter Eheleute ausgeht. Die homologe künstliche Befruchtung kann mittels zweier verschiedener Methoden verwirklicht werden:
a) *homologe FIVET:* Die Technik, die darauf ausgerichtet ist, eine menschliche Empfängnis herbeizuführen, und zwar durch die *In-vitro*-Begegnung der Keimzellen verheirateter Ehegatten.
b) *homologe künstliche Befruchtung* (hier wohl gemeint „Besamung", d. Hrsg.): Die Technik, die darauf ausgerichtet ist, eine menschliche Empfängnis herbeizuführen, und zwar durch die Übertragung des Samens des Ehemannes in die Geschlechtsorgane der Ehefrau.

A. Die heterologe künstliche Befruchtung

1. Warum muß die menschliche Fortpflanzung in der Ehe stattfinden?

Jedes menschliche Wesen muß immer als Geschenk und Segen Gottes aufgenommen werden. Aus moralischer Sicht muß jedoch eine gegenüber dem Ungeborenen wahrhaft verantwortliche Zeugung die Frucht der Ehe sein.

Die menschliche Fortpflanzung hat nämlich kraft der personalen Würde der Eltern und Kinder spezifische Eigenschaften: Die Zeugung einer neuen Person, durch die Mann und Frau mit der Macht des Schöpfers mitarbeiten, soll Frucht und Zeichen des gegenseitigen personalen Sich-Schenkens der Eheleute sein, ihrer Liebe und ihrer Treue.[40] *Die Treue der Eheleute in der Einheit umfaßt die gegenseitige Achtung ihres Rechtes, daß der eine nur durch den anderen Vater oder Mutter wird.*

Das Kind hat ein Recht darauf, innerhalb der Ehe empfangen, ausgetragen, auf die Welt gebracht und erzogen zu werden: Gerade durch die sichere und anerkannte Beziehung zu den eigenen Eltern kann es seine eigene Identität entdekken und menschlich heranreifen.

Die Eltern finden im Kind eine Bestätigung und Ergänzung ihrer gegenseitigen Hingabe: Es ist der lebendige Widerschein ihrer Liebe, das bleibende Zeichen ihrer ehelichen Gemeinschaft, die lebendige und unauflösliche Einheit ihres Vater- und Mutterseins.[41]

Kraft der Berufung und der sozialen Verantwortung der Person tragen das Wohl der Kinder und der Eltern zum Wohl der Gesellschaft bei. Die Lebenskraft und das Gleichgewicht der Gesellschaft erfordern, daß die Kinder im Schoß einer Familie zur Welt kommen und daß diese fest auf der Ehe gegründet ist.

[40] Vgl. Pastoralkonst. Gaudium et Spes, *50.*
[41] Vgl. Johannes Paul II., Apost. Schreiben Familiaris consortio, *14:* AAS *74 (1982) 96.*

Die Überlieferung der Kirche und die anthropologische Reflexion erkennen in der Ehe und in ihrer unauflöslichen Einheit den einzig würdigen Ort einer wahrhaft verantwortungsvollen Fortpflanzung.

2. Entspricht die heterologe künstliche Befruchtung der Würde der Eheleute und der Wahrheit der Ehe?

Durch die *FIVET* und die heterologe künstliche Besamung wird die menschliche Empfängnis mittels der Begegnung von Keimzellen herbeigeführt, die wenigstens von einem Spender herrühren, der von den in der Ehe verbundenen Gatten verschieden ist. *Die heterologe künstliche Befruchtung widerspricht der Einheit der Ehe, der Würde der Eheleute, der den Eltern eigenen Berufung und dem Recht des Kindes, in der Ehe und durch die Ehe empfangen und zur Welt gebracht zu werden.*[42]

Die Achtung vor der Einheit der Ehe und der ehelichen Treue erfordern, daß das Kind in der Ehe empfangen wird; das Band, das zwischen den Eheleuten besteht, gewährt ihnen objektiv und unübertragbar das ausschließliche Recht, daß der eine nur durch den anderen Vater oder Mutter wird.[43] Der Rückgriff auf die Keimzellen einer dritten Per-

[42] Vgl. Pius XII., Ansprache an die Teilnehmer des IV. Internationalen Kongresses katholischer Ärzte, *29. September 1949:* AAS *41 (1949) 559.* Nach dem Plan des Schöpfers „verläßt der Mann Vater und Mutter und bindet sich an seine Frau, und sie werden ein Fleisch" (Gen *2,24*). Die Einheit der Ehe, die an die Schöpfungsordnung gebunden ist, ist eine Wahrheit, die der natürlichen Vernunft zugänglich ist. Die Tradition und das Lehramt der Kirche beziehen sich häufig auf das Buch Genesis, sowohl direkt als auch über die Stellen des Neuen Testamentes, die sich darauf beziehen: Mt *19,4–6;* Mk *10,5–8;* Eph *5,31.* Vgl. Athenagoras, Legatio pro christianis, *33:* PG *6, 965–967;* Hl. Johannes Chrysostomus, In Matthaeum homiliae, *LXII, 19, 1;* PG *58, 597;* Hl. Leo d. Gr., Epistula ad Rusticum, *4:* PL *54, 1204;* Innozenz III., Epist. Gaudemus in Domino: DS *778;* II. Konzil von Lyon, IV sess.: DS *860;* Konzil von Trient, XXIV sess: DS *1798, 1802;* Leo XIII., Enzykl. Arcanum divinae sapientiae: ASS *12 (1879–80) 388–391;* Pius XI., Enzykl. Casti connubii: AAS *22 (1930) 546–547;* II. Vatikanisches Konzil, Pastoralkonst. Gaudium et Spes, *48;* Johannes Paul II., Apost. Schreiben Familiaris consortio, *19:* AAS *74 (1982) 101–102;* CIC, can. *1056.*

[43] Vgl. Pius XII., Ansprache an die Teilnehmer des IV. Internationalen Kongresses katholischer Ärzte, *29. September 1949:* AAS *41 (1949) 560;* Ansprache an die Kon-

son, um den Samen oder die Eizelle zur Verfügung zu haben, bedeutet einen Bruch der gegenseitigen Verpflichtung der Eheleute und eine schwere Verfehlung in Hinblick auf eine wesentliche Eigenschaft der Ehe, nämlich ihre Einheit. Die heterologe künstliche Befruchtung verletzt die Rechte des Kindes, beraubt es der Kind-Beziehung zu seinen elterlichen Ursprüngen und kann das Reifen seiner persönlichen Identität behindern. Sie bedeutet außerdem einen Angriff auf die gemeinsame Berufung der Eheleute, die zur Vater- oder Mutterschaft berufen sind: Sie beraubt objektiv die eheliche Fruchtbarkeit ihrer Einheit und Integrität; sie bewirkt und manifestiert einen Bruch zwischen genetischer Elternschaft, Austragungselternschaft und Erziehungsverantwortung. Eine solche Veränderung der persönlichen Beziehungen im Inneren der Familie hat ihre Auswirkung auf die staatliche Gesellschaft: Was die Einheit und die Festigkeit der Familie bedroht, ist Quelle von Streit, Unordnung und Ungerechtigkeiten im gesamten sozialen Leben.

Diese Gründe führen zu einem negativen moralischen Urteil über die heterologe künstliche Befruchtung. Demnach ist moralisch unerlaubt die Befruchtung einer verheirateten Frau mit dem Samen eines von ihrem Ehemann verschiedenen Mannes; ebenso unerlaubt ist die Befruchtung der Eizelle, die von einer anderen Frau stammt, mit dem Samen des Ehemannes. Zudem kann die künstliche Befruchtung einer unverheirateten Frau, sei sie nun ledig oder verwitwet, moralisch nicht gerechtfertigt werden, wer auch immer der Spender ist.

Der Wunsch, ein Kind zu haben, die Liebe der Eheleute, die eine anders nicht überwindbare Sterilität beheben möchten, stellen verständliche Beweggründe dar; aber subjektiv gute Absichten bringen die heterologe künstliche Befruchtung weder mit den objektiven und unveräußerlichen Eigenschaften der Ehe noch mit der Achtung der Rechte des Kindes und der Eheleute in Einklang.

greßteilnehmer des katholischen italienischen Hebammenverbandes, *29. Oktober 1951:* AAS *43 (1951) 850;* CIC, can. *1134.*

3. Ist die „Ersatzmutterschaft“[44] moralisch erlaubt?

Nein, und zwar aus denselben Gründen, die zur Ablehnung der heterologen künstlichen Befruchtung führen: Denn sie steht im Gegensatz zur Einheit der Ehe und zur Würde der Fortpflanzung der menschlichen Person.

Die Ersatzmutterschaft stellt einen objektiven Verstoß gegenüber den Pflichten der Mutterliebe, der ehelichen Treue und der verantwortlichen Mutterschaft dar; sie beleidigt die Würde und das Recht des Kindes, von den eigenen Eltern empfangen, ausgetragen, zur Welt gebracht und erzogen zu werden; sie führt zum Schaden der Familie eine Trennung zwischen den physischen, psychischen und moralischen Elementen ein, aus denen die Familie besteht.

B. Die homologe künstliche Befruchtung

Nachdem die heterologe künstliche Befruchtung für unannehmbar erklärt wurde, stellt sich die Frage nach der moralischen Bewertung der Verfahren der homologen künstlichen Befruchtung FIVET und der künstlichen Besamung zwischen den Eheleuten. Vorher ist eine prinzipielle Frage zu klären.

4. Welches Band ist aus moralischer Sicht zwischen Fortpflanzung und ehelichem Akt erforderlich?

a) Die Kirche unterstreicht in ihrer Lehre über die Ehe und die menschliche Fortpflanzung „die von Gott bestimmte unlösbare Verknüpfung der beiden Sinngehalte – liebende Ver-

[44] Unter der Bezeichnung „Ersatzmutter“ versteht die Instruktion:
a) die Frau, die einen in ihre Gebärmutter eingepflanzten Embryo austrägt, der ihr genetisch fremd ist, weil er durch die Vereinigung der Keimzellen von „Spendern“ erlangt wurde mit der Verpflichtung, das Kind nach seiner Geburt demjenigen zu übergeben, der eine solche Austragung in Auftrag gegeben oder vereinbart hat;
b) die Frau, die einen Embryo austrägt, zu dessen Zeugung sie mit der Spende ihrer eigenen Eizelle beigetragen hat, die durch Besamung mit dem Samen eines von ihrem Gatten verschiedenen Mannes befruchtet wurde mit der Verpflichtung, das Kind nach seiner Geburt demjenigen zu übergeben, der die Austragung in Auftrag gegeben oder vereinbart hat.

einigung und Fortpflanzung –, die beide dem ehelichen Akt innewohnen. Diese Verknüpfung darf der Mensch nicht eigenmächtig auflösen. Seiner innersten Struktur nach befähigt der eheliche Akt, indem er die Eheleute aufs engste miteinander vereint, zugleich zur Zeugung neuen Lebens, entsprechend den Gesetzen, die in die Natur des Mannes und der Frau eingeschrieben sind."[45] Dieses auf die Natur der Ehe und auf die innige Verknüpfung ihrer Güter gegründete Prinzip bringt wohlbekannte Folgen auf der Ebene der verantwortlichen Vaterschaft und Mutterschaft mit sich. „Wenn die beiden wesentlichen Gesichtspunkte der liebenden Vereinigung und der Fortpflanzung beachtet werden, behält der eheliche Akt voll und ganz den Sinngehalt gegenseitiger und wahrer Liebe und seine Hinordnung auf die erhabene Aufgabe der Elternschaft."[46]

Dieselbe Lehre bezüglich des Bandes zwischen den Sinngehalten des ehelichen Aktes und zwischen den Gütern der Ehe klärt das moralische Problem der homologen künstlichen Befruchtung, denn „es ist nie erlaubt, diese verschiedenen Aspekte dermaßen zu trennen, daß man entweder die Absicht zur Zeugung oder die eheliche Beziehung positiv ausschließt".[47]

Die Kontrazeption beraubt vorsätzlich den ehelichen Akt seiner Öffnung auf die Fortpflanzung hin und bewirkt so eine gewollte Trennung der Ziele der Ehe. Die homologe künstliche Befruchtung bewirkt objektiv eine analoge Trennung zwischen den Gütern und Sinngehalten der Ehe, indem sie eine Fortpflanzung anstrebt, die nicht Frucht eines spezifischen Aktes ehelicher Vereinigung ist.

Deshalb ist es erlaubt, eine Befruchtung zu wünschen, wenn sie Ergebnis eines „ehelichen Aktes ist, der aus sich heraus zur Zeugung von Nachkommenschaft geeignet ist, auf den die Ehe

[45] Paul VI., Enzykl. Humanae vitae, *12:* AAS *60 (1968) 488–489.*
[46] Ebenda, *489.*
[47] Pius XII., Ansprache an die Teilnehmer des II. Weltkongresses in Neapel über die menschliche Fruchtbarkeit und Sterilität, *19. Mai 1956:* AAS 48 *(1956) 470.*

ihrer Natur nach hingeordnet ist und durch den die Ehegatten ein Fleisch werden".[48] *Aber die Fortpflanzung ist aus moralischer Sicht ihrer eigenen Vollkommenheit beraubt, wenn sie nicht als Frucht des ehelichen Aktes, also des spezifischen Geschehens der Vereinigung der Eheleute, angestrebt wird.*

b) Der moralische Wert der innigen Bindung, die zwischen den Gütern der Ehe und zwischen den Sinngehalten des ehelichen Aktes besteht, gründet auf der Einheit des menschlichen Wesens, der Einheit des Leibes und der Geistseele.[49] Die Eheleute drücken einander ihre personale Liebe in der „Sprache des Leibes" aus, die deutlich den Ausdruck gegenseitiger Hingabe mit der Bestimmung zur Elternschaft verbindet.[50] Der eheliche Akt, durch den die Eheleute einander ihre Selbsthingabe kundtun, drückt zugleich die Öffnung zum Geschenk des Lebens aus: Er ist ein untrennbar leiblicher und geistiger Akt zugleich. In ihrem Leib und durch ihren Leib vollziehen die Gatten die Ehe und können Vater und Mutter werden. Um die Sprache des Leibes und seine naturgegebene Fülle zu achten, muß die eheliche Vereinigung in der Achtung vor der Öffnung auf die Fortpflanzung hin erfolgen, und die Zeugung einer Person muß Frucht und Ziel der ehelichen Liebe sein. Der Ursprung des menschlichen Wesens ist so Frucht einer Zeugung, die „nicht nur an die biologische, sondern auch an die geistige Vereinigung der Eltern gebunden ist, die im Bund der Ehe geeint sind".[51] Eine außerhalb des Leibes der Eheleute erlangte Befruchtung bleibt gerade deswegen der Sinngehalte und der Werte beraubt, die sich in der Sprache des Leibes und der Vereinigung der menschlichen Personen ausdrücken.

48 CIC, can. *1061.* Gemäß diesem Kanon ist der eheliche Akt jener, durch den die Ehe vollzogen wird, wenn ihn die Ehegatten „auf menschliche Weise miteinander gesetzt haben".

49 Vgl. Pastoralkunst. Gaudium et Spes, *14.*

50 Vgl. Johannes Paul II., Generalaudienz, *16. Januar 1980:* Insegnamenti di Giovanni Paolo II, *III, 1 (1980) 148–152.*

51 Johannes Paul II., Ansprache an die Teilnehmer der 35. Generalversammlung des Weltärztebundes, *29. Oktober 1983:* AAS 76 *(1984) 393.*

c) Nur die Achtung vor dem Band, das zwischen den Sinngehalten des ehelichen Aktes besteht, und die Achtung vor der Einheit des menschlichen Wesens gestatten eine der Würde der Person entsprechende Fortpflanzung. In seinem einmaligen und unwiederholbaren Ursprung muß das Kind in seiner personalen Würde gleich denen geachtet und anerkannt werden, die ihm das Leben schenken. Die menschliche Person muß in die Zeichen der Einheit und der Liebe ihrer Eltern aufgenommen werden; die Zeugung eines Kindes muß deshalb die Frucht gegenseitiger Schenkung sein,[52] die sich im ehelichen Akt verwirklicht, in dem die Eheleute – als Diener und nicht als Herren – am Werk der Schöpfer-Liebe teilnehmen.[53] Der Ursprung einer menschlichen Person ist in Wirklichkeit Ergebnis einer Schenkung. Der Empfangene muß die Frucht der Liebe seiner Eltern sein. Er kann nicht als Produkt eines Eingriffs medizinischer Techniken gewollt oder empfangen werden: Dies würde bedeuten, ihn zum Objekt einer wissenschaftlichen Technologie zu erniedrigen. Niemand darf das Auf-die-Welt-Kommen eines Kindes den Bedingungen technischer Effizienz unterwerfen, die nach den Maßstäben von Kontrolle und Beherrschung bewertet werden.

Die moralische Bedeutung des Bandes, das zwischen den Sinngehalten des ehelichen Aktes und zwischen den Gütern der Ehe besteht, die Einheit des menschlichen Wesens und die Würde seines Ursprungs erfordern, daß die Zeugung einer menschlichen Person als Frucht des spezifisch ehelichen Aktes der Liebe zwischen den Eheleuten angestrebt werden muß. Es zeigt sich also, welch große Wichtigkeit das Band, das zwischen Fortpflanzung und ehelichem Akt besteht, auf anthropologischem und moralischem Gebiet hat, und so erklärt sich die Position des Lehramts bezüglich der homologen künstlichen Befruchtung.

[52] Vgl. Pastoralkonst. Gaudium et Spes, *51*.
[53] Vgl. Pastoralkonst. Gaudium et Spes, *50*.

5. *Ist die homologe In-vitro-Befruchtung moralisch erlaubt?*

Die Antwort auf diese Frage hängt eng von den eben erwähnten Grundsätzen ab. Sicherlich kann man die rechtmäßigen Anliegen der unfruchtbaren Eheleute nicht außer acht lassen; einigen von ihnen erscheint der Rückgriff auf die homologe FIVET als einziges Mittel, um ein aufrichtig gewünschtes Kind zu bekommen: Man fragt sich, ob in diesen Situationen nicht die Gesamtheit des ehelichen Lebens genüge, um die der menschlichen Fortpflanzung entsprechende Würde zu sichern. Man erkennt an, daß die FIVET sicherlich fehlende eheliche Beziehungen nicht zu ersetzen vermag[54] und nicht den spezifischen Akten der ehelichen Vereinigung vorgezogen werden darf, wenn man die Gefahren, die sie für das Kind mit sich bringen kann, und die Mängel des Verfahrens vor Augen hat. Aber – so fragt man – falls es unmöglich wäre, die Sterilität, die Ursache von Leid ist, anders zu beheben, kann dann die homologe In-vitro-Befruchtung nicht eine Hilfe, ja sogar eine Therapie darstellen, und kann deshalb dann nicht deren moralische Zulässigkeit angenommen werden?

Der Wunsch nach einem Kind – oder zumindest die Bereitschaft dazu, das Leben weiterzugeben – ist aus moralischer Sicht für eine verantwortliche menschliche Zeugung erforderlich. Doch diese gute Absicht ist für eine moralisch positive Bewertung der In-vitro-Befruchtung zwischen Eheleuten nicht ausreichend. Das Verfahren der FIVET muß in sich selbst bewertet werden; es kann seine endgültige moralische Bewertung weder aus dem ehelichen Leben in seiner Gesamtheit herleiten, in das es sich einfügt, noch von den ehelichen

[54] Vgl. Pius XII., Ansprache an die Teilnehmer des IV. Internationalen Kongresses katholischer Ärzte, *29. September 1949;* AAS *41 (1949) 560:* „Es wäre falsch zu glauben, daß die Möglichkeit, auf dieses Mittel (die künstliche Befruchtung) zurückzugreifen, die Ehe zwischen Personen gültig machen könnte, die unfähig sind, sie zu schließen aufgrund des *‚impedimentum impotentiae'.*"

Akten, die ihm vorangehen, noch von denen, die ihm folgen mögen.[55]

Es ist schon daran erinnert worden, wie unter den Umständen, in denen sie üblicherweise praktiziert wird, die FIVET die Zerstörung menschlicher Wesen mit sich bringt, eine Tatsache, die sich gegen die schon vorgelegte Lehre über die Unerlaubtheit der Abtreibung richtet.[56] Aber auch in dem Fall, in dem alle Vorsichtsmaßnahmen zur Vermeidung des Todes der menschlichen Embryonen angewandt würden, bewirkt die homologe FIVET die Trennung der auf die menschliche Befruchtung ausgerichteten Handlungen vom ehelichen Akt. Deshalb muß man die eigentliche Natur der homologen FIVET in Betracht ziehen und dabei auch von der Verbindung zur Abtreibung absehen.

Die homologe FIVET wird außerhalb des Leibes der Eheleute mit der Hilfe der Handlungen dritter Personen durchgeführt, deren Kompetenz und technische Leistung den Erfolg des Eingriffs bestimmen; sie vertraut das Leben und die Identität des Embryos der Macht der Mediziner und Biologen an und errichtet eine Herrschaft der Technik über Ursprung und Bestimmung der menschlichen Person. Eine derartige Beziehung von Beherrschung widerspricht in sich selbst der Würde und der Gleichheit, die Eltern und Kindern gemeinsam sein muß.

Die Empfängnis *in vitro* ist Ergebnis einer technischen Handlung, die die Befruchtung vornehmlich bestimmt; *sie ist nicht Ausdruck und Frucht eines spezifischen Aktes ehelicher Vereinigung; weder wird sie tatsächlich so herbeigeführt noch wird sie positiv angestrebt als Ausdruck und Frucht eines spezifischen Aktes der ehelichen Vereinigung. Selbst wenn man sie im Kontext der tatsächlichen bestehenden ehelichen Beziehungen betrachtet, ist in der homologen FIVET die Zeugung der menschlichen Person objektiv der ihr eigenen Vollkommenheit*

[55] Eine analoge Frage wurde von Paul VI. behandelt, Enzykl. Humanae vitae, *14:* AAS *60 (1968) 490–491.*

[56] Vgl. oben: *I, 1 f.*

beraubt: nämlich Zielpunkt und Frucht eines ehelichen Aktes zu sein, durch den die Eheleute „im Schenken des Lebens an eine neue menschliche Person zu Mitarbeitern Gottes" werden.[57]

Diese Gründe lassen verstehen, warum in der Lehre der Kirche der eheliche Liebesakt als der einzige der menschlichen Fortpflanzung würdige Ort angesehen wird. Aus denselben Gründen bleibt auch der sog. „einfache Fall" – also ein homologes FIVET-Verfahren, das von jeder kompromittierenden Verbindung mit der Abtreibungspraxis, der Zerstörung von Embryonen und der Masturbation frei wäre – eine moralisch unerlaubte Technik, weil sie die menschliche Fortpflanzung der ihr eigenen und naturgemäßen Würde beraubt.

Sicherlich ist die homologe FIVET nicht von all der ethischen Negativität belastet, die man in der außerehelichen Fortpflanzung vorfindet; Familie und Ehe bleiben weiterhin der Raum für die Geburt und die Erziehung des Kindes. Dennoch – in Überstimmung mit der traditionellen Lehre über die Güter der Ehe und die Würde der Person – *bleibt die Kirche aus moralischer Sicht bei der Ablehnung der homologen In-vitro-Befruchtung; diese ist in sich unerlaubt und steht in Widerspruch zur Würde der Fortpflanzung und der ehelichen Vereinigung, selbst wenn alles getan wird, um den Tod des menschlichen Embryos zu vermeiden.*

Obwohl die Art und Weise, in der die menschliche Empfängnis in der FIVET herbeigeführt wird, nicht gebilligt werden kann, muß man doch jedes Kind, das auf die Welt kommt, als lebendiges Geschenk der göttlichen Güte annehmen und mit Liebe aufziehen.

[57] Johannes Paul II., Apost. Schreiben Familiaris consortio, *14:* AAS *74 (1982) 96.*

6. Wie ist die künstliche homologe Besamung aus moralischer Sicht zu bewerten?

Die homologe künstliche Besamung innerhalb der Ehe kann nicht zugelassen werden, mit Ausnahme des Falls, in dem das technische Mittel nicht den ehelichen Akt ersetzen, sondern ihn erleichtern und ihm helfen würde, sein natürliches Ziel zu erreichen.

Die Unterweisung des Lehramts zu diesem Thema ist schon dargelegt worden.[58] Sie ist nicht bloß Ausdruck besonderer historischer Umstände, sondern sie fußt auf der Lehre der Kirche über die Verknüpfung zwischen ehelicher Vereinigung und Fortpflanzung sowie auf der Betrachtung der personalen Natur des ehelichen Aktes. „Der eheliche Akt ist seiner natürlichen Struktur nach eine persönliche Handlung, ein gleichzeitiges unmittelbares Zusammenwirken der Eheleute. Dieses ist wegen der Natur derer, die hier tätig sind, und wegen der Eigenart des Aktes der Ausdruck gegenseitiger Hingabe, die nach einem Wort der Heiligen Schrift zur Einheit in einem Fleisch führt."[59] Deshalb „verwirft" das moralische Gewissen „jedoch nicht notwendigerweise die Anwendung gewisser künstlicher Hilfsmittel, die einzig dazu dienen, den natürlichen Akt zu erleichtern oder dem normal vollzogenen Akt zu seinem Ziel zu verhelfen".[60] Wenn das technische Mittel den ehelichen Akt erleichtert oder ihm hilft, seine natürlichen Ziele zu erreichen, kann es moralisch bejaht werden. Falls sich hingegen der technische Eingriff an

[58] Vgl. Antwort des Hl. Offiziums, *17. März 1897:* DS *3323;* Pius XII., Ansprache an die Teilnehmer des IV. Internationalen Kongresses katholischer Ärzte, *29. September 1949:* AAS *41 (1949) 560;* Ansprache an die Kongreßteilnehmer des katholischen italienischen Hebammenverbandes, *29. Oktober 1951:* AAS *43 (1951) 850;* Ansprache an die Teilnehmer des II. Weltkongresses in Neapel über menschliche Fruchtbarkeit und Sterilität, *19. Mai 1956:* AAS *48 (1956) 471–473;* Ansprache an die Teilnehmer des VII. Internationalen Kongresses der Internationalen Gesellschaft für Hämatologie, *12. September 1958:* AAS *50 (1958) 733;* Johannes XXIII., Enzykl. Mater et Magistra, *III:* AAS *53 (1961) 447.*

[59] Pius XII., Ansprache an die Kongreßteilnehmer des katholischen italienischen Hebammenverbandes, *29. Oktober 1951:* AAS *43 (1951) 850.*

[60] Pius XII., Ansprache an die Teilnehmer des IV. Internationalen Kongresses katholischer Ärzte, *29. September 1949;* AAS *41 (1949) 560.*

die Stelle des ehelichen Aktes setzen sollte, ist er moralisch unerlaubt.

Die den ehelichen Akt ersetzende künstliche Besamung ist wegen der freiwillig bewirkten Trennung zwischen den beiden Bedeutungen des ehelichen Aktes verboten. Die Masturbation, mit deren Hilfe normalerweise der Same gewonnen wird, ist ein weiteres Zeichen für diese Trennung; auch wenn sie in Hinblick auf die Fortpflanzung geschieht, bleibt diese Handlung ihrer Bedeutung auf die Vereinigung hin beraubt: „denn es fehlt ihr... eine von der sittlichen Ordnung geforderte geschlechtliche Beziehung, jene nämlich, die ‚den vollen Sinn gegenseitiger Hingabe als auch den einer wirklich humanen Zeugung in wirklicher Liebe' realisiert".[61]

7. Welches moralische Kriterium ist bezüglich des Eingriffs des Arztes in die menschliche Fortpflanzung aufzustellen?

Die ärztliche Handlung darf nicht nur in bezug auf ihre technische Dimension, sondern muß auch und vor allem im Verhältnis auf ihr Ziel hin bewertet werden, das im Wohl der Personen und in ihrer leiblichen und seelischen Gesundheit besteht. Die moralischen Richtlinien für den medizinischen Eingriff in die Fortpflanzung leiten sich von der Würde der menschlichen Personen, von ihrer Geschlechtlichkeit und ihrem Ursprung ab.

Die Medizin, die auf das ganzheitliche Wohl der Person hingeordnet sein will, muß die spezifisch menschlichen Werte der Geschlechtlichkeit achten.[62] *Der Arzt steht im Dienst der Personen und der menschlichen Fortpflanzung: Er hat keine Vollmacht, über sie zu verfügen oder über sie zu entscheiden.* Der

[61] Hl. Kongregation für die Glaubenslehre, Erklärung zu einigen Fragen der Sexualethik, *9:* AAS *68 (1976) 86,* welche die Pastoralkonst. Gaudium et Spes, *51,* zitiert. Vgl. Dekret des Hl. Offiziums, *2. August 1929;* AAS *21 (1929) 490;* Pius XII., Ansprache an die Teilnehmer des XXVI. Kongresses der italienischen Gesellschaft für Urologie, *8. Oktober 1953:* AAS *45 (1953) 678.*

[62] Johannes XXIII., Enzykl. Mater et Magistra, *III:* AAS *53 (1961) 447.*

medizinische Eingriff achtet die Würde der Personen dann, wenn er darauf abzielt, den ehelichen Akt zu unterstützen, indem er seinen Vollzug erleichtert oder ihm sein Ziel zu erreichen hilft, sobald er in normaler Weise vollzogen worden ist.[63]

Im Gegensatz dazu kommt es bisweilen vor, daß der medizinische Eingriff technisch den ehelichen Akt ersetzt, um eine Fortpflanzung herbeizuführen, die weder dessen Ergebnis noch dessen Frucht ist: In diesem Fall steht der medizinische Akt nicht, wie es sein sollte, im Dienst an der ehelichen Vereinigung, sondern eignet sich die Funktion der Fortpflanzung an und widerspricht so der Würde und den Rechten der Eheleute und des Ungeborenen.

Die Humanisierung der Medizin, die heute von allen nachdrücklich gefordert wird, verlangt die Achtung der ganzheitlichen Würde der menschlichen Person an erster Stelle in dem Akt und in dem Augenblick, in dem die Eheleute einer neuen Person das Leben weitergeben. Es ist daher folgerichtig, auch einen dringenden Appell an die katholischen Ärzte und Forscher zu richten, vorbildliches Zeugnis für die Achtung zu geben, die dem menschlichen Embryo und der Würde der Fortpflanzung geschuldet ist. Die Ärzte und das medizinische Pflegepersonal der katholischen Krankenhäuser und Kliniken sind in besonderer Weise aufgerufen, den eingegangenen moralischen Verpflichtungen, die oft auch in rechtliche Satzungen gefaßt sind, Ehre zu machen. Die Verantwortlichen dieser katholischen Krankenhäuser und Kliniken, von denen viele Ordensleute sind, werden sich mit ganzem Herzen dafür einsetzen und sicherstellen, daß die moralischen Normen dieser Instruktion sorgfältig befolgt werden.

[63] Vgl. Pius XII., Ansprache an die Teilnehmer des IV. Internationalen Kongresses katholischer Ärzte, *29. September 1949:* AAS *41 (1949) 560.*

8. Das Leiden wegen ehelicher Unfruchtbarkeit

Das Leiden der Eheleute, die keine Kinder bekommen können oder die befürchten, ein behindertes Kind auf die Welt zu bringen, ist ein Leid, das alle verstehen und angemessen würdigen müssen.

Von seiten der Eheleute ist der Wunsch nach einem Kind natürlich: Er drückt die Berufung zur Vaterschaft und zur Mutterschaft aus, die der ehelichen Liebe eingeprägt ist. Dieser Wunsch kann noch stärker sein, wenn das Ehepaar an einer Sterilität leidet, die unheilbar zu sein scheint. Freilich gewährt die Ehe den Gatten nicht das Recht, ein Kind zu haben, sondern nur das Recht, diejenigen natürlichen Akte zu vollziehen, die aus sich heraus auf die Fortpflanzung hin ausgerichtet sind.[64]

Ein Recht im wahren und eigentlichen Sinn auf das Kind widerspräche dessen Würde und dessen Natur. Das Kind ist nicht etwas Geschuldetes und kann nicht als Eigentumsobjekt aufgefaßt werden: Es ist vielmehr ein Geschenk, „das vorzüglichste“[65] und das am freiesten gegebene der Ehe; es ist lebendiges Zeugnis der gegenseitigen Hingabe seiner Eltern. Deswegen hat das Kind das Recht – wie erinnert worden ist –, die Frucht des spezifischen Aktes der ehelichen Hingabe seiner Eltern zu sein, und hat ein Recht darauf, vom ersten Augenblick seiner Empfängnis an als Person geachtet zu werden.

Allerdings ist die Sterilität, was auch immer die Ursachen und die Prognose sein mögen, sicherlich eine harte Prüfung. Die Gemeinschaft der Gläubigen ist aufgerufen, das Leid derer, die einen berechtigten Wunsch nach Vater- und Mutterschaft nicht erfüllen können, zu erhellen und mitzutragen. Die Eheleute, die sich in dieser schmerzlichen Lage befinden, sind aufgerufen, in ihr die Gelegenheit für eine besondere Teilnahme am Kreuz des Herrn zu entdecken, eine Quelle

[64] Vgl. Pius XII., Ansprache an die Teilnehmer des II. Weltkongresses in Neapel über menschliche Fruchtbarkeit und Sterilität, *19. Mai 1956:* AAS *48 (1956) 471–473.*

[65] Pastoralkonst. Gaudium et Spes, *50.*

geistlicher Fruchtbarkeit. Die unfruchtbaren Ehepaare dürfen nicht vergessen, daß „das eheliche Leben auch dann nicht seinen Wert verliert, wenn die Zeugung neuen Lebens nicht möglich ist. Die leibliche Unfruchtbarkeit kann den Gatten Anlaß zu anderen wichtigen Diensten am menschlichen Leben sein, wie Adoption, verschiedene Formen erzieherischer Tätigkeit, Hilfe für andere Familien, für arme oder behinderte Kinder."[66]

Viele Forscher haben sich im Kampf gegen die Sterilität eingesetzt. Einige sind, unter vollständiger Wahrung der Würde der menschlichen Fortpflanzung, zu Ergebnissen gelangt, die vorher unerreichbar schienen. Die Wissenschaftler müssen also ermutigt werden, mit ihren Forschungen fortzufahren, um den Ursachen der Sterilität vorzubeugen und ihnen abhelfen zu können, so daß die unfruchtbaren Ehepaare in Achtung ihrer personalen Würde und der des Ungeborenen zur Fortpflanzung gelangen.

III. MORAL UND STAATLICHE GESETZGEBUNG

Die moralischen Werte und Pflichten, die die staatliche Gesetzgebung auf diesem Gebiet achten und schützen muß

Das unverletzbare Recht auf Leben jedes unschuldigen menschlichen Individuums, die Rechte der Familie und der Institution Ehe stellen grundlegende moralische Werte dar, weil sie den wesensgemäßen Zustand und die ganzheitliche Berufung der menschlichen Person betreffen; gleichzeitig sind sie konstitutive Elemente der staatlichen Gesellschaft und ihrer Ordnung.

Aus diesem Grund erfordern die neuen auf dem Gebiet der Biomedizin eröffneten technologischen Möglichkeiten das Eingreifen der politischen Autoritäten und des Gesetzge-

[66] Johannes Paul II., Apost. Schreiben Familiaris consortio, *14:* AAS *74 (1982) 97.*

bers, weil ein unkontrollierter Rückgriff auf solche Techniken zu unvorhersehbaren und schädlichen Folgen für die staatliche Gesellschaft führen könnte. Der Verweis auf das Gewissen jedes einzelnen und auf die Selbstbeschränkung der Forscher kann nicht ausreichen, um die personalen Rechte und die öffentliche Ordnung zu wahren. Wenn der Gesetzgeber, der für das Gemeinwohl verantwortlich ist, nicht wachsam ist, könnte er seiner Vorrechte von Forschern beraubt werden, welche die Menschheit im Namen von biologischen Entdeckungen und von angeblichen Verfahren zur „Verbesserung", die sich davon ableiten, zu beherrschen sich anmaßen. Die „Erbauslese" und die Diskriminierungen zwischen den Menschen könnten legitimiert werden: Dies würde eine Vergewaltigung und einen schwerwiegenden Anschlag gegen die Gleichheit, die Würde und die grundlegenden Rechte der menschlichen Person bedeuten.

Das Eingreifen der politischen Autorität muß sich an den Grundsätzen der Vernunft ausrichten, welche die Beziehungen zwischen zivilem und moralischem Gesetz regeln. Aufgabe des staatlichen Gesetzes ist es, das Allgemeinwohl der Personen durch die Verteidigung der Grundrechte, der Förderung des Friedens und der öffentlichen Moral zu sichern.[67] In keinem Lebensbereich darf das staatliche Gesetz an die Stelle des Gewissens treten noch Normen über Angelegenheiten vorschreiben, die über seine Zuständigkeiten hinausgehen; es muß bisweilen im Hinblick auf die öffentliche Ordnung Dinge zulassen, die es nicht verbieten kann, ohne daß daraus ein noch größerer Schaden erwüchse. Die unveräußerlichen Rechte der Person aber müssen von der zivilen Gesellschaft und von der politischen Autorität anerkannt und geachtet werden: Die Rechte des Menschen hängen weder von den einzelnen Individuen noch von den Eltern ab und stellen auch nicht ein Zugeständnis der Gesellschaft und des Staates dar. Sie gehören zur menschlichen Natur und wur-

[67] Erklärung Dignitatis humanae, 7.

zeln in der Person kraft des Schöpfungsaktes, aus dem sie ihren Ursprung genommen hat.

Unter diese fundamentalen Rechte muß man in diesem Zusammenhang zählen: *a)* das Recht auf Leben und auf leibliche Unversehrtheit jedes menschlichen Wesens vom Augenblick der Empfängnis an bis zum Tod; *b)* die Rechte der Familie und der Ehe als Institution und – in diesem Zusammenhang – das Recht des Kindes, von seinen Eltern empfangen, auf die Welt gebracht und erzogen zu werden. Zu diesen beiden Themen müssen hier einige weitere Betrachtungen angestellt werden.

In verschiedenen Staaten haben einige Gesetze eine direkte Beseitigung Unschuldiger gestattet: In dem Augenblick, in dem ein positives Gesetz eine Kategorie von Menschen des Schutzes beraubt, den die zivile Gesetzgebung ihnen gewähren muß, leugnet der Staat die Gleichheit aller vor dem Gesetz. Wenn die Staatsmacht sich nicht in den Dienst der Rechte jedes Bürgers stellt, und in besonderer Weise dessen, der am schwächsten ist, dann werden die Grundmauern des Rechtsstaates untergraben. Die politische Autorität kann folglich nicht zulassen, daß menschliche Wesen mit Hilfe von solchen Verfahren ins Dasein gerufen werden, durch die sie unzulässigen Risiken ausgesetzt werden, an die oben erinnert wurde. Wenn das positive Gesetz und die politischen Autoritäten den Techniken künstlicher Übertragung des Lebens und den damit verbundenen Experimenten Anerkennung gewähren würden, würden sie die von der Legalisierung der Abtreibung geschlagene Bresche noch weiter aufreißen.

Als Folge der Achtung und des Schutzes, die man dem Ungeborenen vom Augenblick seiner Empfängnis an zusichern muß, muß das Gesetz die geeigneten Strafmaßnahmen für jede gewollte Verletzung seiner Rechte vorsehen. Das Gesetz darf nicht dulden – im Gegenteil, es muß ausdrücklich verbieten –, daß menschliche Wesen, und seien sie auch im embryonalen Stadium, als Versuchsobjekte behandelt, verstümmelt oder zerstört werden mit dem Vorwand, sie seien überflüssig oder unfähig, sich normal zu entwickeln.

Die politische Autorität ist gehalten, der Institution der Familie, auf der die Gesellschaft gründet, den rechtlichen Schutz zu garantieren, auf den sie ein Anrecht hat. Gerade durch die Tatsache, daß sie im Dienst an den Personen steht, muß die politische Autorität auch im Dienste der Familie stehen. Das staatliche Gesetz darf seinen Schutz nicht denjenigen Techniken künstlicher Fortpflanzung gewähren, die zum Vorteil dritter Personen (Ärzte, Biologen, Wirtschaftskreise oder Regierungsmächte) das an sich ziehen, was ein den Beziehungen der Eheleute innewohnendes Recht ausmacht; ferner darf es nicht die Spendung von Keimzellen zwischen Personen, die nicht legitim verheiratet sind, gesetzlich zulassen.

Da sie der Familie Stütze gewähren muß, muß die Gesetzgebung zudem die Embryo-Banken, die Besamung *post mortem* und die „Ersatzmutterschaft" verbieten.

Es gehört zu den Pflichten der öffentlichen Autorität, dafür zu sorgen, daß das staatliche Gesetz in all dem, was die Rechte des Menschen, des menschlichen Lebens und der Institution der Familie betrifft, nach den grundlegenden Regeln des moralischen Gesetzes ausgerichtet ist. Die Politiker müssen sich durch ihr Einwirken auf die öffentliche Meinung einsetzen, in diesen entscheidenden Punkten die weitestmögliche Übereinstimmung in der Gesellschaft zu erreichen und diese dort zu bestärken, wo sie geschwächt zu werden oder abzunehmen droht.

In vielen Ländern machen es die Legalisierung der Abtreibung und die rechtliche Toleranz gegenüber unverheirateten Paaren schwieriger, die Achtung der grundlegenden Rechte zu erreichen, an die diese Instruktion erinnert. Es ist zu wünschen, daß sich die Staaten nicht die Veranwortung aufladen, diese schädlichen Situationen sozialer Ungerechtigkeit noch zu verschlimmern. Im Gegenteil, es ist zu wünschen, daß die Nationen und die Staaten sich alle der kulturellen, ideologischen und politischen Verflechtungen bewußt werden, die mit den Techniken der künstlichen Fortpflanzung verbunden sind, und daß sie die notwendige Weisheit und den Mut finden, gerechtere Gesetze zu erlassen, die das menschliche Leben und die Institution Ehe achten.

Die staatliche Gesetzgebung liefert heute in vielen Ländern gewissen Praktiken eine ungerechtfertigte Legitimierung; sie erweist sich als unfähig, diejenige Moralität zu garantieren, die den naturgemäßen Erfordernissen der menschlichen Person und den „ungeschriebenen Gesetzen" entspricht, die der Schöpfer in das Herz des Menschen eingeprägt hat. Alle Menschen guten Willens müssen sich einsetzen, besonders in ihrem Berufsbereich und in der Ausübung ihrer Bürgerrechte, damit die moralisch unannehmbaren staatlichen Gesetze und die unerlaubten praktischen Verhaltensweisen geändert werden. Zudem muß die „Verweigerung aus Gewissensgründen" gegenüber derartigen Gesetzen angeregt und anerkannt werden. *Ja, mehr noch, im moralischen Bewußtsein vieler, besonders unter den Spezialisten biomedizinischer Wissenschaften, beginnt mit Schärfe die Forderung nach passivem Widerstand gegen die Legitimierung von Praktiken aufzuflammen, die in Widerspruch zu Leben und Würde des Menschen stehen.*

SCHLUSSBEMERKUNG

Die Verbreitung der Technologien des Eingriffs in die Vorgänge der menschlichen Fortpflanzung wirft schwerwiegendste moralische Probleme in Beziehung auf die dem menschlichen Wesen von seiner Empfängnis an geschuldete Achtung, in bezug auf die Würde der menschlichen Person, ihrer Geschlechtlichkeit und der Weitergabe des Lebens auf.

In Erfüllung ihrer Aufgabe, die Lehre der Kirche zu fördern und zu schützen, richtet die Kongregation für die Glaubenslehre in diesem Dokument einen neuen, besorgten Aufruf an all diejenigen, die wegen ihrer Stellung oder wegen ihres Einsatzes einen politischen Einfluß ausüben können, damit in der Familie und in der Gesellschaft dem Leben und der Liebe die geschuldete Achtung zuteil wird; an diejenigen, die für die Bildung der Gewissen und der öffentlichen Meinung verantwortlich sind, an die Wissenschaftler, an die in medizinischen Berufen Tätigen, an die Juristen und an die Politiker. Sie wünscht, daß alle die Unvereinbarkeit begreifen, die zwischen der Anerkennung der Würde der menschlichen Person und der Geringschätzung des Lebens und der Liebe besteht, zwischen dem Glauben an den lebendigen Gott und dem Ansinnen, über Herkunft und Schicksal eines menschlichen Wesens willkürlich bestimmen zu wollen.

Insbesondere richtet die Kongregation für die Glaubenslehre eine vertrauensvolle Aufforderung und eine Ermutigung an die Theologen und besonders an die Lehrer der Moral, daß sie die Inhalte der Unterweisungen des Lehramtes vertiefen und den Gläubigen immer mehr zugänglich machen mögen – im Licht einer gültigen Anthropologie der Geschlechtlichkeit und der Ehe, im Kontext der notwendigen interdisziplinären Vorgehensweise. So wird man die Gründe und die Gültigkeit dieser Lehre immer besser verstehen: Indem die Kirche Gottes den Menschen gegen die Auswüchse seiner eigenen Macht verteidigt, erinnert sie ihn an seinen wahren Adel; nur auf diese Weise wird man der Menschheit von morgen die Möglichkeit sichern können, in der Würde und Freiheit zu leben, die sich aus der Achtung vor der Wahrheit herleiten. Die präzisen Hinweise, die in dieser Instruktion vorgelegt werden, sollen daher nicht die Anstrengung der Reflexion aufhalten, sondern ihr vielmehr – in der unverzichtbaren Treue zur Lehre der Kirche – einen erneuten Impuls geben.

Im Licht der Wahrheit über das Geschenk des menschlichen Lebens und der Moralprinzipien, die daraus folgen, ist jedermann eingeladen, in seinem eigenen Verantwortungsbereich wie der barmherzige Samariter zu handeln und auch das kleinste unter den Menschenkindern als seinen Nächsten zu erkennen (vgl. *Lk* 10,29–37). Das Wort Christi findet hier ein neues und besonderes Echo: „Was ihr für einen meiner geringsten Brüder getan habt, das habt ihr mir getan“ (*Mt* 25,40).

Papst Johannes Paul II. hat bei einer dem unterzeichneten Präfekten gewährten Audienz, im Anschluß an die Vollversammlung dieser Kongregation, die vorliegende Instruktion gebilligt und ihre Veröffentlichung angeordnet.

Rom, am Sitz der Kongregation für die Glaubenslehre, am 22. Februar 1987, dem Fest Kathedra Petri.

JOSEPH KARDINAL RATZINGER
Präfekt

ALBERTO BOVONE
Titularerzbischof von Cäsarea in Numidien
Sekretär